河南省
静脉治疗临床实践指南

HENANSHENG
JINGMAI ZHILIAO
LINCHUANG SHIJIAN ZHINAN

杨巧芳　宋葆云　主编

河南科学技术出版社
·郑州·

图书在版编目（CIP）数据

河南省静脉治疗临床实践指南/杨巧芳，宋葆云主编.
—郑州：河南科学技术出版社，2017.2（2023.3重印）
ISBN 978-7-5349-8613-0

Ⅰ. ①河… Ⅱ. ①杨…②宋… Ⅲ. ①静脉注射-输液疗法-护理-指南 Ⅳ. ①R457.2-62②R473.5-62

中国版本图书馆CIP数据核字（2017）第022094号

出版发行：河南科学技术出版社
地址：郑州市经五路66号　　邮编：450002
电话：（0371）65788629　65788890
网址：www.hnstp.cn
责任编辑：范广红
责任校对：李振方
封面设计：张　伟
责任印制：张　巍
印　　刷：三河市同力彩印有限公司
经　　销：全国新华书店
幅面尺寸：185 mm×260 mm　　印张：9　　字数：181千字
版　　次：2023年3月第3次印刷
定　　价：98.00元

编写人员名单

主　　审　王秀萍

主　　编　杨巧芳　宋葆云

副 主 编　程文兰　董　蕾　王　琨　祁永芝
　　　　　许　斯

编　　委　（按姓氏笔画排序）

王　琨　王江东　白　珊　冯素萍
刘东英　刘延锦　祁永芝　孙晓文
李方方　李俊玲　杨巧芳　吴　娜
宋葆云　张亚奇　张红梅　张林虹
赵艺璞　职晨阳　曹淑殷　董　蕾
董万里　董方方　程文兰　蒿若楠

序

静脉治疗作为一项临床应用最基本、最广泛的护理实践活动，在挽救患者生命、促进患者康复中具有不可替代的作用。直至今日，静脉治疗依然是临床治疗最常用、最直接有效的方法之一，但其内涵发生了巨大变化。随着医学科学技术的进步和发展，静脉治疗领域新理念、新技术等不断涌现，高难度、高风险操作逐渐增多，对静脉治疗的安全性提出了更大的挑战。2014 年 5 月 1 日，国家卫生和计划生育委员会颁布实施《静脉治疗护理技术操作规范》卫生行业标准，为保障患者安全，实现静脉治疗标准化、规范化和同质化发挥极为重要的作用。

近年来，河南省静脉治疗技术发展迅速，面对新技术、新方法的广泛应用，广大护理人员迫切需要一部能够为静脉治疗临床实践提供指导的专业用书，在日常工作中有章可循、有据可依，防范护理风险，规范执业行为。河南省护理质量控制中心在国家标准的基础上，组织专家精心编写了《河南省静脉治疗临床实践指南》，旨在指导护理人员掌握静脉治疗技术操作步骤和关键环节，降低静脉治疗风险，规范静脉治疗流程。本书采用循证医学的方法，通过系统文献检索、收集证据、临床调研等方法，凝聚了河南省静脉治疗专家的宝贵经验，详述了静脉治疗相关知识、评估要点、操作流程和注意事项等内容，充分体现科学性和规范性的要求，满足了我省各级各类医疗机构护理专业的需求。

《河南省静脉治疗临床实践指南》内容丰富，条理清晰，科学实用，是全省各级医疗机构护理人员必备的静脉治疗工具用书。我相信随着这本专著的出版，必将推进河南省静脉治疗护理专业标准化、规范化和同质化的进程，不断提高静脉治疗技术水平，为广大患者带来福音，为人民群众提供优质服务。

河南省人民医院院长 [signature]

2017 年 2 月

序

[illegible]

前　言

随着社会进步和医疗技术的飞速发展，许多新知识、新方法和新技术不断应用于临床护理实践，对护理人员执业行为提出了更高的要求。2016 版美国静脉输液护理学会（INS）首次将《输液护理实践标准》更名为《输液治疗实践标准》。从“护理”到“治疗”的升级，意味着安全输液标准及循证支持的重要性得到了前所未有的重视。为进一步指导静脉治疗临床实践，提高静脉治疗护理水平，河南省护理质量控制中心组织我省静脉治疗技术强大的专家阵容，通过系统文献检索、收集证据、临床调研等方法，经过广泛征求意见，反复论证、修改完成了《河南省静脉治疗临床实践指南》的编写。

本书立足于我国国情，结合河南省各级各类医疗机构实际情况，严格遵循国家卫生和计划生育委员会正式颁布的《静脉治疗护理技术操作规范》行业标准，在吸纳和借鉴国内外静脉治疗临床实践经验的基础上，以科学性、权威性、指导性和实用性为宗旨，对目前临床常用的静脉治疗技术、质量监测指标等进行了系统梳理，内容涵盖了静脉治疗护理技术操作流程及评分标准、相关并发症及处理流程、职业防护和敏感质量指标等，简明扼要地阐述了各项护理技术的操作目的、评估要点、操作规程和注意事项等，内容系统全面，贴近临床实际，具有一定的深度和广度。且为了提高本书的实用性，随书附有 7 个操作视频，用手机扫取书中对应二维码即可观看。本指南既是广大护理人员在临床护理实践中遵循的行为准则，也是职能部门实施护理质量改善的基本依据，将为推进河南省静脉治疗技术实现标准化、规范化和同质化发挥重要作用。

在本指南编写过程中，我们得到了河南省卫生和计划生育委员会医政医管处的大力支持，并参考了同行专家的著述资料，在此一并表示衷心的感谢！尽管我们已经尽了最大努力，作为指导和规范静脉治疗临床护理实践的实用性指南，书中难免存在不足之处，恳请广大护理人员提出宝贵意见，以便修订再版时使其日臻完善。

河南省护理质量控制中心

2017 年 2 月

目　录

第一章　静脉治疗护理技术操作流程 …… 1

一、药物配制 …… 1

二、静脉注射 …… 2

三、静脉采血 …… 3

四、密闭式静脉输液 …… 4

五、抗肿瘤药物静脉输注 …… 5

六、输液泵的使用 …… 6

七、微量注射泵的使用 …… 7

八、密闭式静脉输血 …… 8

九、外周静脉留置针穿刺术 …… 9

十、肠外营养 …… 11

十一、经外周静脉置入中心静脉导管穿刺术（前端开口式） …… 12

十二、经外周静脉置入中心静脉导管穿刺术（三向瓣膜式） …… 13

十三、超声引导下经外周静脉置入中心静脉导管穿刺术（塞丁格技术） …… 15

十四、新生儿经外周静脉置入中心静脉导管穿刺术 …… 17

十五、静脉导管冲管及封管 …… 19

十六、静脉导管的拔除 …… 20

十七、经外周静脉置入中心静脉导管的维护 …… 21

十八、中心静脉导管的维护 …… 22

十九、静脉输液港的维护 …… 23

二十、中心静脉压的监测 …… 24

二十一、Swan－Gans 导管的监测 …… 25

二十二、脐静脉给药 …… 27

二十三、输液辅加装置的使用 …… 27

第二章　静脉治疗相关并发症处理流程 …… 29

一、静脉炎 …… 29

二、药物渗出 …… 31

三、药物外渗 …… 33
四、导管相关性静脉血栓 …… 35
五、导管堵塞 …… 36
六、导管相关性血流感染 …… 38
七、输液反应 …… 40
八、输血反应 …… 42
第三章　职业防护 …… 45
一、针刺伤的防护 …… 45
二、细胞毒性药物溢出的防护 …… 47
三、生物安全柜的使用 …… 49
第四章　静脉治疗护理敏感质量指标 …… 52
一、护士静脉治疗培训率 …… 52
二、静脉导管非计划拔管发生率 …… 56
三、静脉导管堵塞发生率 …… 60
四、静脉炎发病率 …… 64
五、药物渗出/外渗发病率 …… 68
六、中心导管相关血流感染发病率 …… 72
第五章　静脉护理技术操作规程及评分标准 …… 76
一、药物配制 …… 76
二、静脉注射 …… 77
三、静脉采血 …… 78
四、密闭式静脉输液 …… 79
五、抗肿瘤药物静脉输注 …… 80
六、输液泵的使用 …… 82
七、微量注射泵的使用 …… 83
八、密闭式静脉输血 …… 84
九、成人外周静脉留置针穿刺术 …… 85
十、肠外营养 …… 86
十一、经外周静脉置入中心静脉导管穿刺术（前端开口式） …… 88
十二、经外周静脉置入中心静脉导管穿刺术（三向瓣膜式） …… 90
十三、超声引导下经外周静脉置入中心静脉导管穿刺术（塞丁格技术） …… 93
十四、新生儿经外周静脉置入中心静脉导管穿刺术 …… 97
十五、静脉导管冲管及封管 …… 99
十六、静脉导管的拔除 …… 100

十七、经外周静脉置入中心静脉导管的维护 …… 101
十八、中心静脉导管的维护 …… 103
十九、静脉输液港的维护 …… 104
二十、中心静脉压的监测 …… 105
二十一、Swan - Gans 导管的监测 …… 107
二十二、脐静脉给药 …… 108
二十三、输液辅加装置的使用 …… 109
附录一 静脉治疗护理技术操作规范（WS/T 433—2013） …… 110
附录二 医务人员手卫生规范（WS/T 313—2009） …… 118
附录三 病区医院感染管理规范（WS/T 510—2016） …… 124
参考文献 …… 132

第一章　静脉治疗护理技术操作流程

一、药物配制

（一）目的

1. 保证药物的质量及使用正确。

2. 保证静脉用药的安全性和有效性。

（二）评估要点

1. 评估操作环境是否符合无菌操作要求。

2. 评估输注药物的性质、剂量。

（三）操作要点

1. 药物配制前应严格查对，注意药物配伍禁忌。

2. 选择合适的注射器，使用正确的溶剂。

3. 根据药品说明书的要求配制药液，现用现配。

4. 检查所用液体和药品的有效期，检查瓶口有无松动、瓶身有无裂痕，对光检查药液有无混浊沉淀或絮状物，检查塑料瓶装液体挂钩是否完好。

5. 注明配药时间并签名。

（四）注意事项

1. 严格执行无菌技术操作原则和查对制度。

2. 两种及两种以上药物同时配制时，注意配伍禁忌。

3. 无菌棉球的灭菌包装一经打开，使用时间不应超过 24 h；干罐储存无菌持物钳使用时间不应超过 4 h。

4. 药物溶解充分，抽吸手法正确，不浪费药液。

5. 抽出的药液、开启的静脉输入用无菌液体须注明开启日期和时间，放置时间超过 2 h 后不得使用；启封抽吸的各种溶剂超过 24 h 不得使用。

6. 碘伏、复合碘消毒剂、氯己定类、碘酊、酒精皮肤消毒剂应注明开瓶日期或失效日期，开瓶连续使用最长不应超过 7 d；使用不稳定的消毒剂如含氯消毒剂时，配制后使用时间不应超过 24 h。

7. 严格执行注射器“一人一针一管一用”，严禁使用用过的针头及注射器再次抽取药液。

二、静脉注射

（一）目的

1. 用于不宜口服、皮下或肌内注射的药物或需迅速发挥药效时。
2. 注入药物做某些诊断性检查。
3. 某些特殊药物（如化疗药物）等的输入。

（二）评估要点

1. 评估患者病情、意识状态、自理能力、合作程度、药物性质、用药史、过敏史等。
2. 评估患者对给药计划的了解和认识程度。
3. 评估穿刺部位的皮肤情况、静脉充盈度和管壁弹性。
4. 评估注射过程中局部组织有无肿胀。
5. 评估药物性质及常见不良反应。
6. 评估周围环境是否清洁，是否适合操作。

（三）操作要点

1. 严格执行查对制度，同时采取两种以上患者身份识别方式进行核对，协助患者取舒适体位，选择合适静脉。
2. 在穿刺部位上方 5 ~6 cm 的适宜处扎止血带。
3. 消毒皮肤，以穿刺点为中心环形消毒，面积≥5 cm ×5 cm（无针接头须用酒精棉片用力擦拭，时间≥15 s）。
4. 绷紧皮肤，针头斜面向上与皮肤成 15°~30°进针，见回血后再沿静脉方向送入少许。
5. 注射完毕拔出针头，轻压穿刺点 3 ~5 min，勿按揉，观察有无出血。

（四）注意事项

1. 严格执行无菌技术操作原则和查对制度。

2. 选择粗直、弹性好、易于固定的静脉，避开关节和静脉瓣。

3. 注射刺激性药物时应另备抽有生理盐水的注射器和头皮针，穿刺成功后，先注入少量生理盐水再注射药液。

4. 注射过程中，应注意观察回血情况，确保药液完全注入血管内。

5. 根据患者年龄、病情及药物性质选择适当的注射速度，并随时听取患者主诉，观察局部情况及用药反应。

三、静脉采血

（一）目的

1. 采集血标本协助临床诊断疾病，为诊疗提供依据。
2. 采集血标本进行血型鉴定及交叉配血试验。
3. 采集血标本培养检测血液中的病原菌。

（二）评估要点

1. 评估患者年龄、病情、意识及配合程度，是否需要空腹采血。
2. 评估穿刺部位皮肤、血管情况及肢体活动度。

（三）操作要点

1. 严格执行查对制度，同时采取两种以上患者身份识别方式进行核对，核对标本容器，协助患者取舒适体位。

2. 选择血管，评估穿刺部位皮肤和血管弹性。

3. 常规消毒穿刺部位皮肤。

4. 采集血标本：

（1）真空采血法：根据采血要求选择合适的静脉和真空采血管，按静脉注射法行静脉穿刺，见回血后按顺序依次连接真空采血管，采血完毕后先分离采血针与采血试管，再拔除针头。

（2）注射器直接穿刺采血法：选择合适的注射器，穿刺角度准确，见回血后抽取所需血量，采集完成后取下针头，将血液沿管壁缓慢注入不同容器中，轻轻转动试管防止血液凝固，避免剧烈振荡。

（3）经血管通路采血法：外周静脉导管仅在置入时可以采血，短期使用或预期使用时间不超过 48 h 的外周导管可专门用于采血，但不能给药；中心静脉导管抽取血标本后须使用生理盐水注射器冲洗干净导管内的残留血液。

5. 标本及时送验，必要时记录采血时间、采血量。

（四）注意事项

1. 严格执行无菌技术操作原则和查对制度。

2. 采集血标本需要在安静状态下进行，选择充盈、粗直的静脉，避开神经。

3. 严禁在输液、输血针头处抽取血标本；乳腺切除术后患者，应在手术对侧肢体采血。

4. 同时采集不同种类的血标本，应先注入血培养瓶，再注入抗凝试管，最后注入干燥试管。

5. 采血时尽可能缩短止血带的结扎时间，使用时间应在 1 min 以内。避免紧握拳头或多次松开和握紧拳头，以避免假性高钾血症。

6. 真空采血时，不可先将真空采血管与采血针相连，防止试管内负压丢失而影响采血。

7. 直接穿刺采血应在输液的对侧肢体进行，若必须在静脉输液通路肢体侧采血时，应选择低于或远离输液部位的血管。

8. 特殊标本应注明采血时间。

9. 标本采集后应尽快送检，送检过程中避免过度振荡。

10. 血培养标本应在使用抗生素前采集，如已使用应在血培养瓶上注明。

四、密闭式静脉输液

（一）目的

1. 补充水分及电解质，纠正水、电解质及酸碱平衡紊乱。

2. 增加循环血量，改善微循环，维持血压及微循环灌注量。

3. 供给营养物质，促进组织修复，增加体重，维持正氮平衡。

4. 输入药物，治疗疾病。

（二）评估要点

1. 评估患者病情、年龄、意识、心肺功能、自理能力、合作程度、药物性质、过敏史等。

2. 评估穿刺点皮肤及血管状况。

3. 评估患者肢体活动度及有无感觉障碍。

4. 评估输液过程中局部组织有无肿胀。

5. 了解用药效果及不良反应。

（三）操作要点

1. 严格执行查对制度，同时采取两种以上患者身份识别方式进行核对，询问过敏史，协助患者取舒适体位。

2. 评估穿刺部位皮肤，选择穿刺静脉，进行皮肤消毒。

3. 一次性静脉输液钢针穿刺：消毒皮肤，一次性静脉输液钢针与皮肤成15°~30°角斜行进针，见回血后再进入少许，妥善固定。

4. 外围静脉留置针穿刺：消毒皮肤，嘱患者握拳，左手绷紧皮肤，右手持留置针，以15°~30°在血管上方直刺静脉，见回血后降低至5°~10°平行向前进针2~3 mm。左手持“Y”形连接口固定，右手后撤针芯0.5 cm；右手绷紧皮肤，左手将穿刺针及导管送入血管内，有输液治疗者连接无针输液装置，用透明敷料妥善固定，注明置管时间。

5. 根据药物及病情调节滴速。

（四）注意事项

1. 严格执行无菌技术操作原则和查对制度。

2. 选择粗直、弹性好、易于固定的静脉，避开静脉瓣、关节部位及炎症、硬结等处的静脉。成人不宜选择下肢静脉进行穿刺。

3. 在满足治疗需要的情况下，尽量选择较细、较短的外周静脉留置针或一次性静脉输液钢针。

4. 输入刺激性、腐蚀性药物过程中，应注意观察回血情况，确保针头或导管在静脉内。

5. 输注两种及两种以上药物时，注意药物间的配伍禁忌。

6. 输液过程中应定时巡视，观察患者有无输液反应，穿刺部位有无红、肿、热、痛、渗出等表现。

7. 连续输液应24 h更换输液器一次，如怀疑被污染或完整性受到破坏时，应立即更换。

8. 不应在输液侧肢体上端使用血压袖带和止血带。

五、抗肿瘤药物静脉输注

（一）目的

1. 通过静脉给予全身治疗，有效杀伤恶性肿瘤细胞。

2. 保证抗肿瘤药物输注的安全性和有效性。

（二）评估要点

1. 评估患者病情、意识、心肺功能、自理能力、合作程度、过敏史等。

2. 了解药物的性质、剂量、给药方法、用药周期等。

3. 评估穿刺点皮肤及已有血管通路状况。

4. 选择合适的输注途径和静脉治疗工具。

（三）操作要点

1. 严格执行查对制度，同时采取两种以上患者身份识别方式进行核对，协助患者取舒适体位。

2. 给药时操作者宜戴双层手套和一次性口罩。

3. 给药前宜用非化疗药物建立静脉通路，正确连接输液装置并检查连接是否紧密。

4. 输注抗肿瘤药物时，应选择中心静脉通路如经外周静脉置入中心静脉导管（PICC）、中心静脉导管（CVC）、静脉输液港（PORT）等，不应使用一次性静脉输液钢针，不宜使用外周静脉留置针。

5. 确保静脉通路末端在血管内，回血良好。

6. 同时输注多种药物时，应先输注非腐蚀性药液，两种药物之间应用生理盐水或5%葡萄糖溶液冲洗管路。

7. 根据药物性质及患者病情，准确调节滴速。

（四）注意事项

1. 严格执行抗肿瘤药物给药操作规程及查对制度。

2. 定时巡视，严密监测，观察液体滴速及穿刺部位情况。

3. 抗肿瘤药物配制宜现用现配，尽量不和其他药物配伍，保证药物有效性。

4. 所有抗肿瘤药物污染物品，正确分类与收集，统一放于有特殊标识的容器中集中封闭处理。

六、输液泵的使用

（一）目的

1. 准确控制输液速度。

2. 保证药物输入速度均匀，用量准确。

（二）评估要点

1. 评估患者病情、意识、过敏史、自理能力、合作程度、穿刺肢体血供状况。

2. 评估输液泵的功能状态。

3. 了解药物的作用及治疗方案，观察用药后反应。

（三）操作要点

1. 严格执行查对制度，同时采取两种以上患者身份识别方式进行核对，协助患者取舒适体位。

2. 固定输液泵，接通电源，打开电源开关，检查输液泵性能。

3. 建立静脉输液通路，正确连接输液泵及输液管路。

4. 遵医嘱设定输液量、输液速度及其他所需参数。

5. 启动输液泵，观察运行情况。

（四）注意事项

1. 严格执行无菌技术操作原则和查对制度。

2. 了解输液泵的工作原理，熟练掌握其使用方法。

3. 在使用输液泵控制输液的过程中，护士应定时巡视，如输液泵出现报警，应查找可能的原因，如有气泡、输液管堵塞或输液结束等，并给予及时处理。

4. 持续使用时，应每 24 h 更换一次输液管路。

5. 在高压氧舱及 MRI 室环境下不应使用输液泵。

6. 不宜使用输液泵进行输血。

7. 输液泵专人管理，定期检查，保养维修。每 7 d 一次对输液泵进行开机检查，检测输液泵性能。

七、微量注射泵的使用

（一）目的

保证静脉注射药物剂量精确，速度均匀。

（二）评估要点

1. 评估患者病情、意识、过敏史、自理能力、合作程度、穿刺肢体血供状况。

2. 评估微量注射泵的功能状态。

3. 了解药物的作用及治疗方案，观察用药后反应。

（三）操作要点

1. 严格执行查对制度，同时采取两种以上患者身份识别方式进行核对，协助患者取舒适体位。

2. 固定微量注射泵，接通电源，打开电源开关，检查微量注射泵性能。

3. 正确连接微量注射泵，检查注射器及延长管有无气泡。

4. 遵医嘱设定输液量、输液速度及其他所需参数。

5. 启动微量注射泵，观察运行情况。

（四）注意事项

1. 严格执行无菌技术操作原则和查对制度。

2. 了解微量注射泵的工作原理，熟练掌握其使用方法。

3. 在使用微量注射泵控制输液的过程中，护士应准确调节输注速度，定时巡视，及时排除故障。

4. 注射前必须将注射器及延长管内的空气排尽，以免空气栓塞。

5. 需避光的药液，应用避光注射器抽取药液，并使用避光延长管。

6. 持续使用时，每24 h更换一次微量泵延长管及注射器。

7. 微量注射泵由专人管理，定期检查，保养维修。每7 d一次对微量注射泵进行开机检查，检测微量注射泵性能。

八、密闭式静脉输血

（一）目的

1. 补充血容量，增加有效循环血量，改善心肌功能和全身血液灌流，提升血压。

2. 纠正贫血，增加血红蛋白含量，促进携氧功能，保持有效循环血量。

（二）评估要点

1. 评估患者年龄、病情、意识状态、自理能力、合作程度。

2. 输血前了解患者血型、输血史及不良反应史。

3. 确认患者或委托人签署输血治疗知情同意书。

4. 评估现有静脉通路情况。

（三）操作要点

1. 输血前和床旁输血时，应分别双人核对输血相关信息，严格执行“三查八对”（三查：血液的有效期、血液的质量、输血装置是否完好；八对：姓名、床号、住院号、血型、血袋号、交叉配血试验结果、血液的种类和质量）制度，确认无误后才可输注。

2. 建立静脉通路，输入少量生理盐水，冲洗输血器管路。

3. 输血起始速度宜慢，应先观察 15 min，无不适后再根据患者病情、年龄及输注血制品的成分调节滴速。

4. 输血前后及两袋血之间需要输注少量生理盐水，以防发生不良反应。

5. 全血、成分血和其他血液制品应从血库取出后 30 min 内输注，1 个单位的全血或成分血应在 4 h 内输完。

6. 输血过程中应对患者进行严密观察并记录。

7. 空血袋应低温保存 24 h，按医疗废物处置。

8. 输血完毕，用生理盐水冲管，并记录。

9. 整理用物，规范处理医疗废物。

（四）注意事项

1. 严格执行“三查八对”制度。

2. 输血前将血袋内的成分轻轻混匀避免剧烈振荡。血液制品不应加热，不应随意加入其他药物，不得自行储存，尽快应用。

3. 输血滴速应遵循先慢后快的原则，对年老体弱、严重贫血、心力衰竭患者应谨慎，滴速宜慢。

4. 如出现输血反应，应立即减慢或停止输血，更换输血器，用生理盐水维持静脉通畅，通知医师，做好抢救准备，保留余血并记录。

5. 连续输血时间如果超过 4 h，应更换输血器。

6. 同一患者如申请多袋（种）血液制品，因血液透析、高热、外出检查等特殊情况无法输注时，不应将所有血液制品从输血科取回。

九、外周静脉留置针穿刺术

（一）目的

1. 保护血管，避免反复穿刺造成的血管损伤。

2. 减少穿刺，减轻患者痛苦。

3. 保持静脉通路通畅，便于抢救治疗。

（二）评估要点

1. 评估患者病情、年龄、意识、心肺功能、自理能力、合作程度、药物性质、过敏史及治疗方案，选择合适型号外周静脉留置针。

2. 评估穿刺点皮肤及血管状况，选择适宜且便于留置的外周静脉。

3. 了解用药效果及不良反应。

4. 儿童需评估预穿刺肢体的活动情况，家长对治疗的接受情况，预穿刺部位与家长的照护是否有影响。

（三）操作要点

1. 严格执行查对制度，同时采取两种以上患者身份识别方式进行核对，协助患者取舒适体位。

2. 宜选择粗直、弹性好、血流丰富的上肢静脉，避开静脉瓣、关节部位以及有瘢痕、炎症、硬结等处的静脉。

3. 在满足患者输液治疗需要的前提下，尽量选择最细、最短的导管。

4. 嘱患者握拳，左手绷紧皮肤，右手持留置针，以15°～30°在血管上方直刺静脉，见回血后降低至5°～10°平行向前进针2～3 mm。左手持“Y”形连接口固定，右手后撤针芯0.5 cm；右手绷紧皮肤，左手将穿刺针及导管送入血管内，有输液治疗者连接无针输液装置，用透明敷料妥善固定，注明置管时间。

（四）注意事项

1. 严格执行无菌技术操作原则和查对制度。

2. 宜选择上肢静脉作为穿刺部位，避开静脉瓣、关节部位以及有瘢痕、炎症、硬结等处的静脉。成年人不宜选择下肢静脉进行穿刺，小儿不宜首选头皮静脉。

3. 外周静脉留置针穿刺处皮肤消毒范围的直径应≥8 cm，应待消毒液自然干燥后再进行穿刺。

4. 外周静脉留置针宜用于短期静脉治疗，不宜用于腐蚀性药物等持续性静脉输注。

5. 给药前后宜用生理盐水脉冲式冲洗导管，如遇到阻力或抽吸无回血，应进一步确定导管的通畅性，不应强行冲洗导管。

6. 每次输液完毕应用生理盐水或肝素盐水正压封管，封管量为导管容积加延长管容积2倍，肝素盐水浓度为10 u/mL。

7. 保持穿刺部位清洁干燥，敷料发生松动、污染等完整性受损时应立即更换。

8. 穿刺侧手臂避免过度活动，睡觉时避免压迫穿刺部位。

9. 外周静脉留置针应 72 ~96 h 更换一次。

10. 导管有相关性可疑感染时，应立即停止输液，拔除外周静脉留置针。

十、肠外营养

（一）目的

通过静脉途径，为各种原因引起的不能从胃肠道摄入营养，或胃肠道需要充分休息，或存在消化吸收障碍及超高代谢等患者提供热量及营养素，从而维持机体新陈代谢，促进患者康复。

（二）评估要点

1. 评估患者病情、年龄、意识、合作程度、营养状况。
2. 评估输液通路情况、穿刺点及周围皮肤状况。
3. 观察输液过程中患者的反应。

（三）操作要点

1. 严格执行查对制度，同时采取两种以上患者身份识别方式进行核对，协助患者取舒适体位。

2. 配制好的肠外营养液标签上应注明科室、住院号、床号、姓名、药物名称、剂量、配制日期和时间。

3. 肠外营养液宜现用现配，应在 24 h 内输注完毕。

4. 输注前应检查有无悬浮物或沉淀，并注明开始输注的日期及时间，明确标识。

5. 应使用单独输液器匀速输注，建议使用精密过滤输液器和输液泵控制输液速度。

6. 如需存放，应置于 4 ℃冰箱内，并应复温后再输注，保存时间应不超过 24 h。

（四）注意事项

1. 严格执行无菌技术操作原则和查对制度。

2. 在输注的肠外营养液中不应添加任何药物。

3. 输液器应每 24 h 更换一次，如怀疑被污染或完整性受到破坏时，应立即更换。

4. 定时巡视，严密观察，初始速度宜慢，逐渐增加滴速，保持匀速输入。输注液体浓度应由较低浓度开始，逐渐增加。输注速度及浓度可根据患者年龄及耐受情况加以调节。

5. 不宜从肠外营养液中输入的管路输血及采血。

6. 应注意观察患者对肠外营养液的反应，及时处理并发症并记录。

十一、经外周静脉置入中心静脉导管穿刺术（前端开口式）

（一）目的

1. 维持静脉通路，宜用于中长期静脉治疗的患者。

2. 避免刺激性药物对外周血管和局部组织的损伤，减少反复穿刺，保护患者外周静脉。

（二）评估要点

1. 评估患者病情、年龄、血管条件、意识状态、治疗需求、心理反应及合作程度。

2. 了解既往静脉穿刺史、有无相应静脉的损伤及穿刺侧肢体功能状况。

3. 评估是否需要借助影像技术帮助辨认和选择血管。

4. 了解患者过敏史、用药史、凝血功能及是否安装起搏器。

5. 了解患者对血管通路部位选择的意愿、经济状况及延续护理能力。

6. 确认患者或委托人签署经外周静脉置入中心静脉导管知情同意书。

（三）操作要点

1. 核对、确认置管医嘱，查看相关化验报告。

2. 严格执行查对制度，同时采取两种以上患者身份识别方式进行核对，协助患者取舒适体位。

3. 充分暴露穿刺部位，测量置管侧臂围和预置管长度，手臂外展与躯干成45°～90°，对患者需要配合的动作进行指导。

4. 以穿刺点为中心消毒皮肤，宜选用2%葡萄糖酸氯己定皮肤消毒液（年龄<2个月的婴儿慎用），直径≥20 cm，建立最大化无菌屏障（戴手术帽、口罩、无菌手套、穿无菌隔离衣以及全身铺盖无菌消毒巾）。

5. 用生理盐水预冲导管，检查导管完整性。

6. 撤导丝至比预修剪刻度短0.5～1 cm处，按预测量的置管长度切割导管。

7. 抽回血，确认导管位于静脉内，冲管并封管后应选择透明或纱布类无菌敷料固定导管，敷料外应注明日期、操作者签名。

8. 通过X线确定导管尖端位置。

9. 记录穿刺静脉、穿刺日期、导管刻度、导管尖端位置等，测量双侧上臂臂围并与置管前对照。

（四）注意事项

1. 严格执行无菌技术操作原则和查对制度。

2. 护士须取得 PICC 操作资质，方可进行独立穿刺。

3. 接受乳腺癌根治术或腋下淋巴结清扫术的术侧肢体、锁骨下淋巴结肿大或有肿块侧、安装起搏器侧，不宜进行同侧置管；患有上腔静脉压迫综合征的患者不宜进行置管。

4. 有血栓史、血管手术史的静脉不应进行置管，放疗部位不宜进行置管。

5. 宜选择肘部或上臂静脉作为穿刺部位，避开肘窝、感染及有损伤的部位；新生儿还可选择下肢静脉、头部静脉和颈部静脉。

6. 禁止使用 <10 mL 注射器注射药液和冲洗导管。

7. 置管侧上臂避免测量血压，不可在置管上方行静脉穿刺。

8. 输入化疗药物、氨基酸、脂肪乳等高渗、强刺激性药物或输血前后，应及时冲管。

9. 禁止在 PICC 导管处抽血、输血及输注血制品。

10. 禁止在 CT 和 MRI 时使用高压注射器注射造影剂（耐高压导管除外）。

11. 禁止将脱出体外的导管再送入体内。

十二、经外周静脉置入中心静脉导管穿刺术（三向瓣膜式）

（一）目的

1. 维持静脉通路，宜用于中长期静脉治疗的患者。

2. 避免刺激性药物对外周血管和局部组织的损伤，减少反复穿刺，保护患者外周静脉。

（二）评估要点

1. 评估患者病情、年龄、血管条件、意识状态、治疗需求、心理反应及合作程度。

2. 了解既往静脉穿刺史、有无相应静脉损伤及穿刺侧肢体功能状况。

3. 评估是否需要借助影像技术帮助辨认和选择血管。

4. 了解过敏史、用药史、凝血功能及是否安装起搏器。

5. 了解患者对血管通路部位选择的意愿、经济状况及延续护理能力。

6. 确认患者或委托人签署经外周静脉置入中心静脉导管知情同意书。

（三）操作要点

1. 核对、确认置管医嘱，查看相关化验报告。

2. 严格执行查对制度，同时采取两种以上患者身份识别方式进行核对，协助患者取舒适体位。

3. 充分暴露穿刺部位，测量置管侧臂围和预置管长度，手臂外展与躯干成45°~90°，对患者需要配合的动作进行指导。

4. 以穿刺点为中心消毒皮肤，宜选用2%葡萄糖酸氯己定皮肤消毒液（年龄<2个月的婴儿慎用），直径≥20 cm，建立最大化无菌屏障（戴手术帽、口罩、无菌手套、穿无菌隔离衣以及全身铺盖无菌消毒巾）。

5. 用生理盐水预冲导管，检查导管完整性。

6. 抽回血，确认导管位于静脉内，修剪导管体外长度，安装连接器。

7. 通过X线确定导管尖端位置。

8. 记录穿刺静脉、穿刺日期、导管刻度、导管尖端位置等，测量双侧上臂臂围并与置管前对照。

（四）注意事项

1. 严格执行无菌技术操作原则和查对制度。

2. 护士须取得PICC操作资质，方可进行独立穿刺。

3. 接受乳腺癌根治术或腋下淋巴结清扫术的术侧肢体、锁骨下淋巴结肿大或有肿块侧、安装起搏器侧，不宜进行同侧置管；患有上腔静脉压迫综合征的患者不宜进行置管。

4. 有血栓史、血管手术史的静脉不应进行置管，放疗部位不宜进行置管。

5. 宜选择肘部或上臂静脉作为穿刺部位，避开肘窝、感染及有损伤的部位；新生儿还可选择下肢静脉、头部静脉和颈部静脉。

6. 禁止使用<10 mL注射器注射药液和冲洗导管。

7. 置管侧上臂避免测量血压，不可在置管上方行静脉穿刺。

8. 输入化疗药物、氨基酸、脂肪乳等高渗、强刺激性药物或输血前后，应及时冲管。

9. 禁止在PICC导管处抽血、输血及输注血制品。

10. 禁止在CT和MRI检查时使用高压注射器注射造影剂（耐高压导管除外）。

11. 禁止将脱出体外的导管再送入体内。

十三、超声引导下经外周静脉置入中心静脉导管穿刺术（塞丁格技术）

（一）目的

1. 维持静脉通路，宜用于中长期静脉治疗的患者。

2. 避免刺激性药物对外周血管和局部组织的损伤，减少反复穿刺，保护患者外周静脉。

（二）评估要点

1. 评估患者病情、年龄、血管条件、意识状态、治疗需求、心理反应及合作程度。

2. 了解患者既往静脉穿刺史、有无相应静脉的损伤及穿刺侧肢体功能状况。

3. 评估是否需要借助超声引导技术帮助辨认和选择血管。

4. 了解过敏史、用药史、凝血功能及是否安装起搏器。

5. 了解患者对血管通路部位选择的意愿、经济状况及延续护理能力。

6. 确认患者或委托人签署经外周静脉置入中心静脉导管知情同意书。

（三）操作要点

1. 核对确认置管医嘱，查看相关化验报告。

2. 严格执行查对制度，同时采取两种以上患者身份识别方式进行核对，协助患者取舒适体位。

3. 在血管探头上涂抹耦合剂，将探头置于上臂内侧，轻压皮肤，缓慢移动，超声显示屏出现囊状显影后，稍用力下压探头，随压力闭合者为静脉血管。测量血管内径及深度，据血管内径及治疗情况选择合适型号导管，导管外径不得占靶血管内径的1/2。选择血管顺序：贵要静脉，肱静脉，头静脉。

4. 确定穿刺点：在上臂下1/3处，用记号笔标记穿刺点。

5. 充分暴露穿刺部位，测量置管侧臂围和预置管长度，手臂外展与躯干成45°～90°，对患者需要配合的动作进行指导。

6. 以穿刺点为中心消毒皮肤，宜选用2%葡萄糖酸氯己定皮肤消毒液（年龄<2个月的婴儿慎用），直径≥20 cm，建立最大化无菌屏障（戴手术帽、口罩、无菌手套、穿无菌隔离衣以及全身铺盖无菌消毒巾）。

7. 穿刺置管：

（1）涂抹耦合剂：①助手在超声探头上涂抹少量耦合剂，并协助罩上无菌保护罩，驱尽探头与保护套之间的空气，橡皮筋固定（使用导针支架时，根据血管深度选择合适型号的导针支架）；②助手在探头外涂抹少量无菌耦合剂或生理盐水，再次定位血管（使用导针支架时，将导针支架安装至探头上），左手固定探头，将探头垂直（长轴或短轴）放在预穿刺血管上，并紧贴皮肤，屏幕的中线显示在预穿刺血管中心。

（2）穿刺：穿刺部位后方垫无菌纱布，操作者观看屏幕缓慢进针，看见血管塌陷后回弹，再观察针芯内回血情况，如血液持续不断往外滴，说明穿刺针在血管内。

（3）送导丝：①穿刺成功后，轻轻移开探头，适当降低穿刺针角度，左手沿穿刺针送入导丝 15 ~ 20 cm（如有阻力，不可强行送入），然后固定导丝，退出穿刺针；②使用导针支架时，穿刺成功后，将导丝沿穿刺针送入血管 10 ~ 15 cm，握住穿刺针，使针与导针支架缓慢分离，移开探头，降低穿刺针角度，继续送入 5 ~ 10 cm，退出穿刺针并将穿刺针放入弯盘内。

（4）局部麻醉：松止血带，告知患者松拳；穿刺部位用 2% 利多卡因溶液 0.5 ~ 1 mL局部浸润麻醉，注射器放入弯盘内。

（5）扩皮：将扩皮刀刀刃向上紧贴导丝向右上方切一约 0.3 cm 小切口，不得切割到导丝。扩皮刀放入弯盘内。

（6）送插管鞘：撤除导丝下第一块无菌纱布置于弯盘内，更换第二块无菌纱布微插管鞘沿导丝缓慢推送入血管，之后将导丝退出到导丝容器里放于弯盘内。

（7）置入导管：①将导管沿微插管鞘缓慢、匀速送入，每次送管约 1 cm；②送入 15 cm 后，嘱患者头转向穿刺侧，下颌贴近肩部，阻止导管误入颈静脉；③导管送入距预测长度 10 cm 时，退出插管鞘并撕裂导入鞘放入弯盘，再将导管送至预测长度。

（8）撤导丝：①嘱患者头恢复原位，助手用超声检查双侧颈内及锁骨下静脉，初步判断导管是否移位；②同时抽回血，见回血后用生理盐水脉冲式冲管，将导管与血管平行并固定好，缓慢平直撤出支撑导丝；③检查导丝完整性及有无弯曲，将导丝盘好放入弯盘内。

8. 安装连接器：

（1）先将减压套筒套在修剪好的导管上，再将连接器的金属柄套进导管内，将连接器上的倒钩和减压套筒上的沟槽对齐，用力锁死两部分。

（2）连接无针输液接头，肝素钠盐水正压封管。

9. 通过 X 线确定导管尖端位置。

10. 记录穿刺静脉、穿刺日期、导管刻度、导管尖端位置等，测量双侧上臂臂围并与置管前对照。

（四）注意事项

1. 严格执行无菌技术操作原则和查对制度。

2. 护士须取得 PICC 操作资质，方可进行独立穿刺。

3. 接受乳腺癌根治术或腋下淋巴结清扫术的术侧肢体、锁骨下淋巴结肿大或有肿块侧、安装起搏器侧，不宜进行同侧置管；患有上腔静脉压迫综合征的患者不宜进行置管。

4. 有血栓史、血管手术史的静脉不应进行置管，放疗部位不宜进行置管。

5. 宜选择肘部或上臂静脉作为穿刺部位，避开肘窝、感染及有损伤的部位；新生儿还可选择下肢静脉、头部静脉和颈部静脉。

6. 超声扫描靶血管，以确定是否存在血管异常（如闭塞或血栓形成），并评估血管内径。

7. 探头须套无菌保护套，使用无菌耦合剂或生理盐水。

8. 穿刺时使用实时或动态技术，显示针尖位置，以防止静脉壁的损伤。

9. 行 PICC 置管时应使用无菌无粉手套；如使用无菌有粉手套，必须在接触导管前用生理盐水冲洗无菌手套并擦干。

10. 禁止使用 <10 mL 注射器注射药液和冲洗导管。

11. 置管侧上臂避免测量血压，不可在置管上方行静脉穿刺。

12. 输入化疗药物、氨基酸、脂肪乳等高渗、强刺激性药物或输血前后，应及时冲管。

13. 禁止在 PICC 导管处抽血、输血及输注血制品。

14. 禁止在 CT 和 MRI 检查时使用高压注射器注射造影剂（耐高压导管除外）。

15. 禁止将脱出体外的导管再送入体内。

十四、新生儿经外周静脉置入中心静脉导管穿刺术

（一）目的

1. 为新生儿提供中长期静脉输液通路。
2. 避免刺激性药物对外周血管和局部组织的损伤。
3. 减少反复穿刺，保护新生儿外周静脉。

（二）评估要点

1. 评估新生儿病情、生命体征、治疗方案、凝血功能、身高、体重等。
2. 评估新生儿穿刺部位皮肤及血管条件。
3. 评估家属的心理合作程度及经济状况等。

4. 确认委托人签署经外周静脉置入中心静脉导管知情同意书。

（三）操作要点

1. 核对确认置管医嘱，查看相关化验报告。

2. 严格执行查对制度，采取两种以上方式核对新生儿身份，清除术肢上的胎脂。

3. 测量定位：患儿平卧，术肢外展与躯体成90°，从预穿刺点沿静脉走向至右胸锁关节再向下反折1 cm；测量置管侧臂围（肘横纹上两指处）。

4. 用碘伏棉球整臂消毒3遍，自然待干，铺巾，无菌屏障最大化。

5. 预冲、浸润导管及输液接头，检查导管完整性，按预计长度修剪导管。

6. 扎止血带，持针穿刺，见回血后降低穿刺角度再推进，确保插管鞘送入静脉。

7. 将PICC沿插管鞘缓慢、匀速送入静脉至预置入刻度，撕裂插管鞘并从导管上移除，将导管送至“0”点位置。

8. 抽回血，脉冲式冲管，连接预冲好的输液接头，用肝素盐水正压封管。

9. 妥善固定导管，注明穿刺者姓名、穿刺日期，根据需要用弹力绷带包扎。

10. 拍X线片确定导管尖端位置。

11. 术后记录：

（1）置入导管的长度、X线胸片显示的导管位置。

（2）导管的型号、规格、批号。

（3）所穿刺的静脉名称、双侧臂围。

（4）穿刺过程是否顺利。

（四）注意事项

1. 严格执行无菌技术操作原则和查对制度。

2. 护士须取得PICC操作资质后，方可进行独立穿刺。

3. 宜选择肘部或上臂静脉作为穿刺部位，避开肘窝、感染及有损伤的部位；新生儿还可选择下肢静脉、头部静脉和颈部静脉。

4. 禁止使用<10 mL注射器注射药液和冲洗导管。

5. 置管侧上臂避免测量血压，不可在置管上方行静脉穿刺。

6. 输入高渗、强刺激性药物或输血前后，应及时冲管。

7. 禁止在新生儿PICC导管处抽血、输血及输注血制品。

8. 禁止在CT和MRI检查时使用高压注射器注射造影剂（耐高压导管除外）。

9. 禁止将脱出体外的导管再送入体内。

十五、静脉导管冲管及封管

（一）目的

1. 评估导管功能，预防并发症。
2. 冲洗导管内残留药物，避免药物间反应。
3. 减少导管堵塞和感染的风险。

（二）评估要点

1. 检查导管外露长度，通过抽回血评估导管功能。
2. 观察穿刺部位皮肤情况，判断导管有无移位。

（三）操作要点

1. 严格执行查对制度，同时采取两种以上患者身份识别方式进行核对，协助患者取舒适体位。

2. 根据导管类型、用药情况、患者过敏史选择生理盐水或肝素盐水冲管及封管。

3. PICC、CVC、PORT 的冲管应使用 10 mL 及以上注射器或一次性专用冲洗装置（预冲式冲管注射器）。

4. 经 PVC 输注药物前宜通过注射生理盐水确定导管在静脉内；PICC、CVC、PORT 输注药物前宜通过回抽血液来确定导管在静脉内。

5. 给药前后宜用生理盐水脉冲式冲洗导管，即推一下停一下，注射时压力不可过大，如果遇到阻力或者抽吸无回血，应进一步确定导管的通畅性，不应强行冲洗导管。

6. 输液完毕应用导管容积加延长管容积 2 倍的生理盐水或肝素盐水正压封管，即边推边退，保持导管内正压。

（四）注意事项

1. 严格执行无菌技术操作原则和查对制度。
2. 肝素盐水的浓度：PORT 可用 100 u/mL，PICC 及 CVC 可用 0～10 u/mL。
3. PICC 在治疗间歇期应至少每 7 d 冲管、封管一次。
4. 输注血液、血液制品、肠外营养及输液结束、抽回血后，应立即脉冲式冲管。
5. 使用外周静脉留置针输液完毕后应立即封管。

十六、静脉导管的拔除

（一）目的

1. 终止治疗或更换穿刺部位。

2. 移除不必要的导管，减少患者感染的风险。

（二）评估要点

1. 评估患者的病情、治疗情况、意识状态及合作程度。

2. 根据患者病情、留置时间及并发症临床表现等因素，评估导管留置的必要性。

3. 评估穿刺点周围皮肤及导管外露长度。

（三）操作要点

1. 严格执行查对制度，同时采取两种以上患者身份识别方式进行核对。

2. 拔除 PICC、CVC、PORT 时，病情允许的情况下患者取仰卧位或头低脚高位。

3. 宜选用 2% 葡萄糖酸氯己定皮肤消毒液以穿刺点为中心消毒皮肤，至少消毒两遍，范围大于纱布敷料或透明敷料面积。

4. 从穿刺点部位轻轻缓慢地拔出导管，用指压法压迫穿刺点直至不出血为止。

5. PICC、CVC、PORT 拔除导管后，用无菌纱布覆盖穿刺点，使用透明敷料固定，保持穿刺点 24 h 密闭。

6. 检查拔除导管的完整性。

7. PICC、CVC、PORT 拔除导管后，患者需保持静卧 30 min。

（四）注意事项

1. 严格执行无菌技术操作原则和查对制度。

2. 外周静脉留置针应每 72 ~ 96 h 更换一次。

3. 监测静脉导管穿刺部位，并根据患者病情、导管类型、留置时间、并发症等因素进行评估，尽早拔除。

4. PICC 留置时间不宜超过 1 年或遵照产品说明书。

5. 拔出导管时用力应适当，如遇阻力可将导管活动少许，再慢慢往外拔，严禁强行拔管，以免导致导管断裂。

6. 一旦确诊导管相关性血流感染应立即拔除导管，避免污染导管；导管尖端应进行细菌培养。

十七、经外周静脉置入中心静脉导管的维护

(一) 目的

1. 评估导管功能，预防并发症。
2. 保持导管通畅，减少导管阻塞和感染的风险。
3. 保障患者安全，促进患者舒适。

(二) 评估要点

1. 评估患者 PICC 固定情况，导管是否通畅、外露长度及置管时间。
2. 评估穿刺点皮肤有无红肿、压痛、硬结、皮温升高、分泌物等，敷料有无潮湿、污染、松动及更换时间。
3. 评估置管侧肢体活动情况，有无水肿。

(三) 操作要点

1. 严格执行查对制度，同时采取两种以上患者身份识别方式进行核对，协助患者取舒适体位。
2. PICC 维护时宜使用专用护理包。
3. PICC 维护时宜选用 2% 葡萄糖酸氯己定皮肤消毒液（年龄 <2 个月的婴儿慎用）、有效碘浓度不低于 0.5% 的碘伏或 2% 碘酊溶液和 75% 酒精。
4. 以穿刺点为中心消毒皮肤，消毒面积应大于敷料面积。
5. 更换输液接头时，应使用消毒剂多方位擦拭各种接头（或接口）的横切面及外围。
6. 去除敷料时应固定导管，由导管远心端向近心端 0°或 180°松解，脱离皮肤后自下而上移除敷料。
7. 妥善固定导管及输液接头，以穿刺点为中心，将无菌透明敷料无张力粘贴，呈“S”或“U”形固定外露导管。注明更换敷料的时间、日期并签名。
8. 填写 PICC 长期护理手册，记录敷料更换时间、穿刺点局部情况、导管置入及外露长度。

(四) 注意事项

1. 严格执行无菌技术操作原则和查对制度。
2. 每日观察穿刺点及周围皮肤的完整性。

3. 无菌透明敷料应至少每 7 d 更换一次，无菌纱布敷料应至少每 2 d 更换一次。

4. 若患者多汗或穿刺点渗液、渗血，宜首选无菌纱布敷料。

5. 穿刺部位发生渗液、渗血或敷料发生松动、污染等完整性受损时，应立即更换。

6. 附加的肝素帽或无针接头应至少每 7 d 更换一次，肝素帽或无针接头内有血液残留、完整性受损或取下时，应立即更换。

7. PICC 导管在治疗间歇期间应至少每 7 d 维护一次。

十八、中心静脉导管的维护

（一）目的

1. 评估导管功能，预防并发症。

2. 保持导管通畅，减少导管阻塞和感染的风险。

3. 保障患者安全，促进患者舒适。

（二）评估要点

1. 评估患者 CVC 固定情况，如导管是否通畅、外露长度及置管时间。

2. 评估穿刺点皮肤有无红肿、压痛、硬结、皮温升高、分泌物等，敷料有无潮湿、污染、松动及更换时间。

（三）操作要点

1. 严格执行查对制度，同时采取两种以上患者身份识别方式进行核对，协助患者取舒适体位。

2. CVC 维护时宜使用专用护理包。

3. CVC 维护时宜选用 2% 葡萄糖酸氯己定皮肤消毒液（年龄 <2 个月的婴儿慎用）、有效碘浓度不低于 0.5% 的碘伏或 2% 碘酊溶液和 75% 酒精。

4. 以穿刺点为中心消毒皮肤，消毒面积应大于敷料面积。

5. 更换输液接头时，应使用消毒剂多方位擦拭各种接头（或接口）的横切面及外围。

6. 去除敷料时应固定导管，由导管远心端向近心端 0° 或 180° 松解，脱离皮肤后自上而下移除敷料。

7. 妥善固定导管及输液接头，以穿刺点为中心，将无菌透明敷料无张力粘贴，呈“S”或“U”形固定外露导管。注明更换敷料的时间、日期并签名。

（四）注意事项

1. 严格执行无菌技术操作原则和查对制度。

2. 每日观察穿刺点及周围皮肤的完整性。

3. 无菌透明敷料应至少每 7 d 更换一次，无菌纱布敷料应至少每 2 d 更换一次。

4. 若患者多汗或穿刺点渗液、渗血，宜首选无菌纱布敷料。

5. 穿刺部位发生渗液、渗血或敷料发生松动、污染等完整性受损时，应立即更换。

6. 附加的肝素帽或无针接头应至少每 7 d 更换一次，肝素帽或无针接头内有血液残留、完整性受损或取下时，应立即更换。

7. CVC 可用于任何性质的药物输注、血液动力学监测，不可应用于高压注射泵注射造影剂（耐高压导管除外）。

十九、静脉输液港的维护

（一）目的

1. 评估导管功能，预防并发症。

2. 保持导管通畅，减少导管阻塞和感染的风险。

3. 保障患者安全，促进患者舒适。

（二）评估要点

1. 评估患者穿刺座固定情况，导管是否通畅、外露长度及置管时间。

2. 评估穿刺点皮肤有无红肿、压痛、硬结、皮温升高、分泌物等，敷料有无潮湿、污染、松动及更换时间。

3. 评估输液港的位置，判断穿刺座有无移位、翻转。

4. 根据治疗需要选择最小规格的无损伤针。

（三）操作要点

1. 严格执行查对制度，同时采取两种以上患者身份识别方式进行核对，协助患者取舒适体位。

2. PORT 维护时宜使用专用护理包。

3. PORT 维护时宜选用 2% 葡萄糖酸氯己定皮肤消毒液（年龄 <2 个月的婴儿慎用）、有效碘浓度不低于 0.5% 的碘伏或 2% 碘酊溶液和 75% 酒精。

4. 以穿刺点为中心用消毒液进行皮肤消毒，由内向外顺时针、逆时针交替螺旋形消毒3遍，消毒面积应大于敷料面积，直径15～20 cm。

5. 穿刺：触诊定位穿刺隔，一手找到输液港注射座的位置，拇指与示指、中指呈三角形将输液港拱起；另一手持无损伤针自三指中心处垂直刺入穿刺隔（不要过度绷紧皮肤），直达储液槽基座底部，有阻力时不可强行进针。

6. 穿刺成功后抽回血，冲净无损伤针套件及输液港后，用无菌纱布垫在无损伤针针尾下方（可根据情况确定纱布的厚度），用透明敷料固定。

7. 注明更换敷料和无损伤针的日期、时间、更换者姓名。

8. 当注射液剩下最后0.5 mL时，以两指固定泵体，使用正压封管技术（边推边退）撤出无损伤针。

（四）注意事项

1. 严格执行无菌技术操作原则和查对制度。

2. PORT的维护应由经过专业培训的护理人员进行。

3. 经PORT输注药物前宜通过回抽血液来确定导管在静脉内。

4. 连接PORT时应使用专用的无损针穿刺，持续输液时，无损针应每7 d更换一次。附加的肝素帽或无针接头应至少每7 d更换一次，肝素帽或无针接头内有血液残留、完整性受损或取下时，应立即更换。

5. PORT在治疗间歇期间应至少每4周维护一次。

6. PORT可用于任何性质的药物输注、血液动力学监测，不可应用于高压注射泵注射造影剂（耐高压导管除外）。

7. PORT留置期间，避免局部受压、碰撞，不可做剧烈运动。

二十、中心静脉压的监测

（一）目的

1. 了解中心静脉压情况，为临床诊断及治疗提供证据。

2. 评价右心功能及全身循环血容量，作为指导输液量和输液速度的参考指标。

3. 鉴别低血压时少尿或无尿的原因。

（二）评估要点

1. 评估患者病情、合作程度、体位及凝血状况。

2. 评估中心静脉导管功能、穿刺部位皮肤情况、置管深度。

3. 评估监测装置是否完好。

(三) 操作要点

1. 严格执行查对制度，同时采取两种以上患者身份识别方式进行核对。

2. 备齐用物，配置肝素盐水，加压袋加压至300 mmHg，注意排尽管道内的气体。

3. 操作前先连接测压系统，用压力导线连接压力套装与监护仪，设定 CVP 检测的数据与波形的参数。

4. 连接压力套装与中心静脉导管。

5. 患者取平卧位，暴露中心静脉导管，将传感器置于患者右心房水平（即第 4 肋间腋中线）。

6. 校正零点：先将传感器通向患者端关闭，使传感器与大气相通，按“校零”键，屏幕显示校零结束，关闭大气端，将传感器与 CVP 导管相通。

7. 观察屏幕 CVP 波形稳定后读数，协助患者取舒适体位，记录参数（正常值：5 ~ 12 cmH_2O）。

(四) 注意事项

1. 严格执行无菌技术操作原则和查对制度。

2. 测压管路妥善固定，标识清晰，避免折叠、扭曲，保持通畅。

3. 严密观察穿刺部位皮肤有无红肿、脓性分泌物，定期更换敷料、管路压力套装和冲洗液。

4. 禁止在中心静脉测压管路应用血管活性药物、胶体类液体和血制品，注意定期用生理盐水冲洗测压管路，以保持通畅。

5. 将传感器置于腋中线第 4 肋间与右心房同一水平，每次测压前均应校正压力传感器零点。

6. 注意影响中心静脉压数值的因素，如患者的体位、传感器的位置、机械通气、腹内压等。

7. 观察有无心律失常、出血、血肿、气胸和血管损伤等并发症的发生。股静脉插管时，注意预防感染，观察置管侧下肢有无肿胀、静脉回流受阻等下肢静脉栓塞的表现。

二十一、Swan - Gans 导管的监测

(一) 目的

监测血液动力学指标，如中心静脉压、肺动脉压、肺动脉楔压、外周阻力、心排

量等，为临床诊断及疗效观察提供依据。

（二）评估要点

1. 评估患者病情、体位、合作程度。

2. 评估静脉导管功能、穿刺局部情况及监测装置。

（三）操作要点

1. 严格执行查对制度，同时采取两种以上患者身份识别方式进行核对。

2. 将配好的肝素盐水置于加压袋中，充气加压至 300 mmHg，排气备用。

3. 设置监护通道、参数及最适标尺，连接导线及测压组件至静脉导管。

4. 患者取平卧位，将传感器置于腋中线第 4 肋间（与右心房平齐）。

5. 调节零点：使换能器与患者心脏在同一水平，扭转三通，使换能器与大气相通。待监护仪压力数值显示为零时，表示零点调整完毕。

7. 测量肺动脉楔压时，应将气囊缓慢充气（充气量 <1.5 mL），待出现嵌顿压图形后，应将气囊缓慢放气。

8. 观察并记录测量数据和波形，有异常时及时查找原因并通知医生。

9. 拔除导管时，应在监测心率的条件下进行，并局部压迫止血。

（四）注意事项

1. 严格执行无菌技术操作原则和查对制度。

2. 严密监测生命体征变化，保持管道通畅，测压装置连接紧密。

3. 导管保留期间（一般 3 ~5 d），每班评估穿刺部位皮肤有无红肿、脓性分泌物，并定期更换敷料和冲洗液。

4. 每 1 ~2 h 用 1∶1 000 的肝素盐水冲洗导管 1 次，加压袋压力保持在 300 mmHg。

5. 每次测压前均应调零，体位改变时应重新调零，对监测数据、波形有疑问时应随时调零。

6. 测量肺动脉楔压时，应间断、缓慢充气，充气量不得超过 1.5 mL，以免气囊破裂。待出现嵌顿波形后，记录并放气；如充气后不出现嵌顿波形，多因导管退出肺动脉或气囊破裂；将气囊充气后放松注射器，如无弹性回缩说明气囊破裂，不可再次充气。除肺动脉楔压外，测量其他参数时均应抽尽气囊内气体并锁住气囊注射器。

7. 在心电监护条件下拔除导管，并严密监测心率、心律变化，拔管后对穿刺部位进行压迫止血。

8. 并发症的观察：观察是否有气囊破裂、心律失常、感染、血栓性静脉炎、肺栓塞、导管堵塞或肺动脉血栓形成等。

二十二、脐静脉给药

（一）目的

为新生儿建立快速静脉通路，满足治疗需要。

（二）评估要点

1. 评估患儿病情、胎龄、体重、营养状况等。
2. 评估患儿脐部情况，有无渗血、渗液、红肿等。
3. 评估脐静脉导管置入深度及外露长度。

（三）操作要点

1. 严格执行查对制度，采取两种以上方式核对新生儿身份。
2. 连接微量输液泵与药物注射器，遵医嘱设置单位时间内药物注射量。
3. 新生儿仰卧于婴儿辐射保暖床上，严格消毒脐静脉导管肝素帽。
4. 将输液针头刺入肝素帽，脉冲式冲管，通畅后连接延长管，妥善固定输液针头。
5. 再次查看脐静脉插管外露长度，打开微量输液泵开关，按启动键开始注射药液。

（四）注意事项

1. 严格执行无菌技术操作原则和查对制度。
2. 禁止从导管处采集血标本。
3. 脐静脉导管使用期间，每日检查脐静脉插管的外露长度，以免脱管。
4. 严密观察患儿病情变化，注意心电监护各项指标，做好脐部护理。
5. 每日评估脐静脉插管留置的必要性，患儿若有呼吸暂停、喂养不耐受、发热、反应差等与导管相关血流感染表现时，应及时告知医生。
6. 预防脐炎、败血症感染，以及空气栓塞、静脉血栓、脐出血、急性肺水肿等并发症。
7. 连续泵入 24 h 以上者，每 24 h 更换一次延长管，禁止使用输液管代替延长管。

二十三、输液辅加装置的使用

（一）目的

1. 连接并保证静脉留置导管与输液管路的密闭性。

2. 方便用药或多通路管路输液。

（二）评估要点

1. 评估输液辅加装置的更换时间、有效期及包装的完整性。

2. 评估输液辅加装置与输液装置连接紧密性。

3. 评估输液辅加装置有无血液、残留及污染。

（三）操作要点

1. 严格执行查对制度，同时采取两种以上患者身份识别方式进行核对，协助患者取舒适体位。

2. 经输液接头（或接口）进行输液及注射药液前，应使用消毒剂多方位擦拭各种接头（或接口）的横切面及外围，用力摩擦，时间≥15 s。

3. 输液辅加装置选用螺旋接口，连接紧密，预防渗液及破损。

4. 经输液接头（或接口）进行输液及注射药液前，常规排气。

5. 给药前后宜用生理盐水脉冲式冲管，输液完毕后应用生理盐水或肝素盐水正压封管。

（四）注意事项

1. 严格执行无菌技术操作原则和查对制度。

2. 输液辅加装置应和输液装置一并更换，在不使用时应保持密闭状态，其中任何一部分完整性受损时都应及时更换。

3. 外周静脉留置针附加的肝素帽或无针接头宜随外周静脉留置针一起更换；PICC、CVC、PORT 附加的肝素帽或无针接头应至少每 7 d 更换一次，肝素帽或无针接头内有血液残留、完整性受损或取下时，应立即更换。

4. 应尽可能减少输液辅加装置的使用。

第二章　静脉治疗相关并发症处理流程

一、静脉炎

（一）静脉炎概述

静脉炎（phlebitis）是指静脉血管的炎症，临床表现为疼痛、红斑、水肿、条纹或条索状形成。依据静脉炎发生的机制分为机械性静脉炎、化学性静脉炎、感染性静脉炎及血栓性静脉炎。

美国静脉输注协会（INS）将静脉炎按照严重程度分为五级，为判断静脉炎严重程度的有效标准（表2－1）。

表2－1　静脉炎分级标准

级别	临床标准
0级	无临床症状
1级	输液部位发红，伴有或无疼痛
2级	输液部位疼痛，伴发红和（或）肿胀
3级	输液部位疼痛，伴发红和（或）肿胀，条索样物形成，可触摸到条索状静脉
4级	输液部位疼痛，伴发红和（或）肿胀，可触及的条索样物长度>2.5 cm，有脓液流出

（二）静脉炎处理流程

1. 外周静脉置管时应拔除导管，及时通知医师，给予对症处理。
2. 中心静脉置管时应将患肢抬高，避免剧烈运动。
3. 24 h内冷敷，24 h后湿热敷，细菌性静脉炎禁止热敷。
4. 加强更换敷料，严格无菌技术操作。
5. 血栓性静脉炎抬高肢体，制动，必要时遵医嘱进行溶栓治疗。
6. 如有脓性分泌物，取分泌物进行细菌培养，并加强换药。
7. 局部药物应用：

（1）硫酸镁湿敷法：局部用50%硫酸镁湿敷（早期冷敷、后期热敷），4次/日，每次20 min。

（2）95%酒精持续外敷。

（3）喜辽妥软膏涂抹：避开穿刺点、发红或硬结部位，均匀涂抹至皮肤吸收，3～5次/日。

（4）如意金黄散与香油混合，外敷在患处，2次/日。

（5）化学性静脉炎遵医嘱局部封闭。

静脉炎处理流程见图2－1。

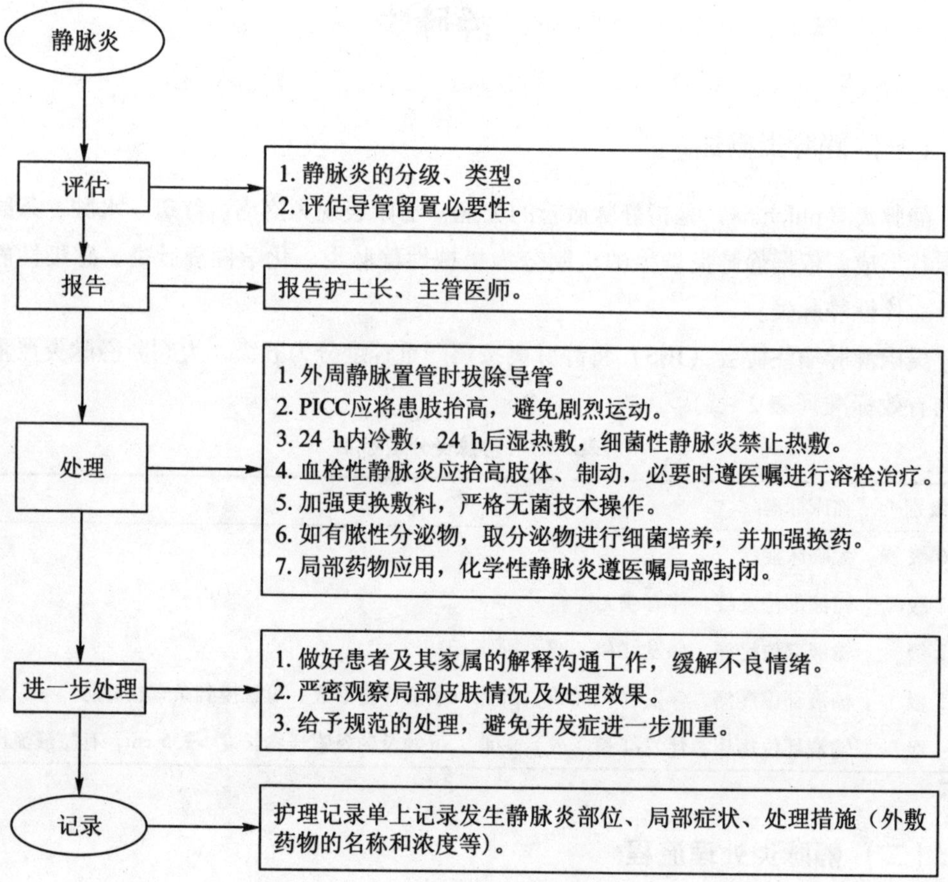

图2－1　静脉炎处理流程

（三）健康教育

1. 告知液体滴速减慢时，沿穿刺部位血管红、肿、热、痛，触诊静脉发硬时及时告知护士。

2. 告知患者肢体抬高、制动，避免受压，避免剧烈运动，以免加重病情。

3. 告知患者不可自行湿热敷，要在护士指导下24 h内冷敷，24 h后湿热敷，细菌性静脉炎禁止热敷。

4. 发生静脉炎，应配合医师、护士进行治疗及护理。

二、药物渗出

(一) 药物渗出概述

药物渗出是指静脉输液过程中，非腐蚀性药液进入静脉管腔以外的周围组织。

根据美国静脉治疗护士协会指南，渗出与外渗的分级见表2-2。

表2-2　渗出与外渗分级

级别	临床标准
0	没有症状
1	皮肤发白，水肿范围的最大处直径 < 2.5 cm，皮肤发凉，伴有或不伴有疼痛
2	皮肤发白，水肿范围的最大处直径为2.5~15 cm，皮肤发凉，伴有或不伴有疼痛
3	皮肤发白，半透明状，水肿范围的最小处直径 > 15 cm，皮肤发凉，轻到中等程度的疼痛，可能有麻木感
4	皮肤发白，半透明状，皮肤紧绷，有渗出、肿胀，有可凹性水肿，皮肤变色，有瘀伤，水肿范围最小处直径 > 15 cm，循环障碍，中度到重度程度疼痛。任何容量的血制品，刺激性、腐蚀性、细胞毒性液体的渗出或外渗

(二) 药物渗出处理流程

患者主诉穿刺部位疼痛或观察到患者输液部位肿胀、滴数减慢或不滴时，应立即查看患者输注的药物，判断是属于渗出还是外渗。如确认为渗出：

1. 立即停止输注，拔除外周静脉留置针或一次性头皮钢针，保持穿刺点清洁、干燥。

2. 测量渗出范围：肿胀的面积，肢体的周径与对侧肢体比较并记录。

3. 药物渗出处理：

（1）按压推散法：利用组织间液离子扩散的原理，扩大渗出液在组织间的范围，加快离子扩散，促进吸收（表2-3）。

（2）硫酸镁湿敷法：局部用50%硫酸镁湿敷（早期冷敷减轻药物对组织的损伤和限制扩散、后期热敷加速扩散促进吸收），每日4次，每次20~40 min。

（3）湿热敷法：局部用39~41 ℃热水湿敷，每日2~4次，每次20~40 min。

（4）观察和评估渗出部位，包括皮肤、活动、感觉和肢端血运等情况并记录在患者的病历中。

表 2－3　药物渗出按压退散法

级别	临床标准
0.5 cm 以下	不需特殊处理
0.5～1 cm	用大拇指指腹局部按压
1～2 cm	用手掌大、小鱼际局部按压
2～3 cm	用手掌大、小鱼际局部按压或向周围组织推散
3 cm 以上	用手掌大、小鱼际向周围组织推散，配合局部湿热敷

4. 做好患者及其家属的解释工作，缓解不良情绪。
5. 完善相关护理文书记录。
6. 填写护理不良事件报告表，分析原因，预防再次发生。

药物渗出处理流程见图 2－2。

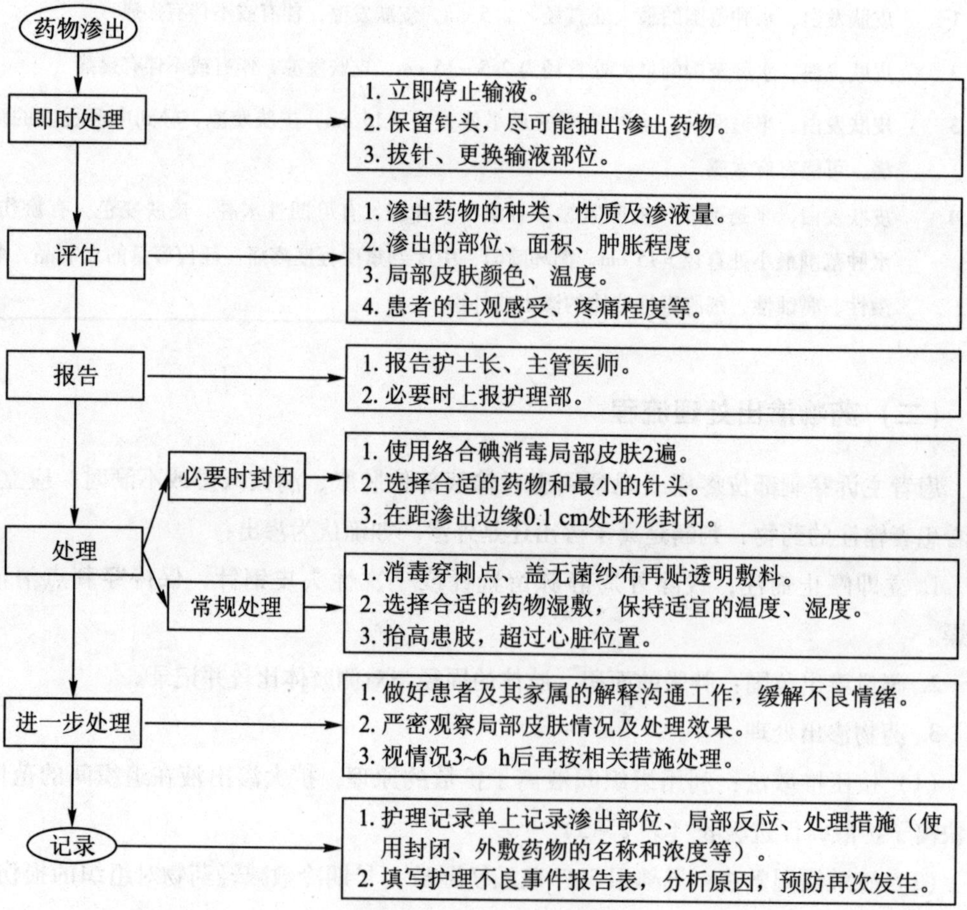

图 2－2　药物渗出处理流程

（三）健康教育

1. 告知患者，发生局部疼痛、局部肿块、穿刺部位皮肤颜色改变、皮温发热或发凉、输注速度减慢时，要及时告知护士处理。

2. 告知患者，输液过程中避免输液管道的牵拉、输液肢体剧烈活动，避免大量出汗，导管固定不牢时，要及时呼叫护士，发现异常及时处理。

3. 发生药物渗出，应配合医师、护士进行治疗及护理。

三、药物外渗

（一）药物外渗概述

药物外渗是指静脉输液过程中，腐蚀性药液进入静脉管腔以外的周围组织。世界卫生组织（WHO）将药物外渗造成的外渗性损伤分为三期，见表2－4。

表2－4　外渗性损伤分期（WHO）

分期	临床表现
Ⅰ期（局部组织炎性反应期）	局部皮肤红润、肿胀、发热、刺痛，无水疱和坏死
Ⅱ期（静脉炎性反应期）	局部皮下组织出血或水疱形成，水疱破溃，组织苍白形成浅表溃疡
Ⅲ期（组织坏死期）	局部皮肤变性坏死，形成黑痂或深部溃疡，肌腱、血管、神经外露或伴感染

（二）药物外渗处理流程

发现或怀疑有外渗时，即可进行评估确认。确认发生外渗：

1. 立即停止输注，评估测量外渗范围并记录。

2. 通知医生，采用局部封闭：

（1）用2%利多卡因100 mg加地塞米松5 mg局部封闭，严格消毒，防止感染发生。封闭时要环形进行，封闭环要包裹渗出药物，注射药物时应深度适宜，随时抽回血，防止注射到血管内。

（2）对较大面积的外渗，可采取中心点式封闭：从外渗中心点注入封闭液2～5 mL，使其扩散至渗出范围，中和或减轻药物对组织的损伤。

3. 冷敷：局部封闭后冷敷（4～6 ℃），防止冻伤。冰袋要用毛巾包裹，及时更换冰袋以保持疗效（奥沙利铂除外）。冷敷每次2～3 h，持续24～48 h。

4. 湿敷：局部红肿疼痛者，可用50%硫酸镁冷湿敷，每次30～40 min，每日5～6次，或局部给予75%酒精纱布外敷。

5. 防止感染：局部保持清洁，预防感染，必要时可给予抗生素。

6. 制动：早期抬高患肢，有利于减轻肿胀和疼痛。

7. 依据医嘱使用止痛剂。

8. 完善相关护理记录。

9. 填写护理不良事件报告表，分析原因，预防再次发生。

药物外渗处理流程见图2－3。

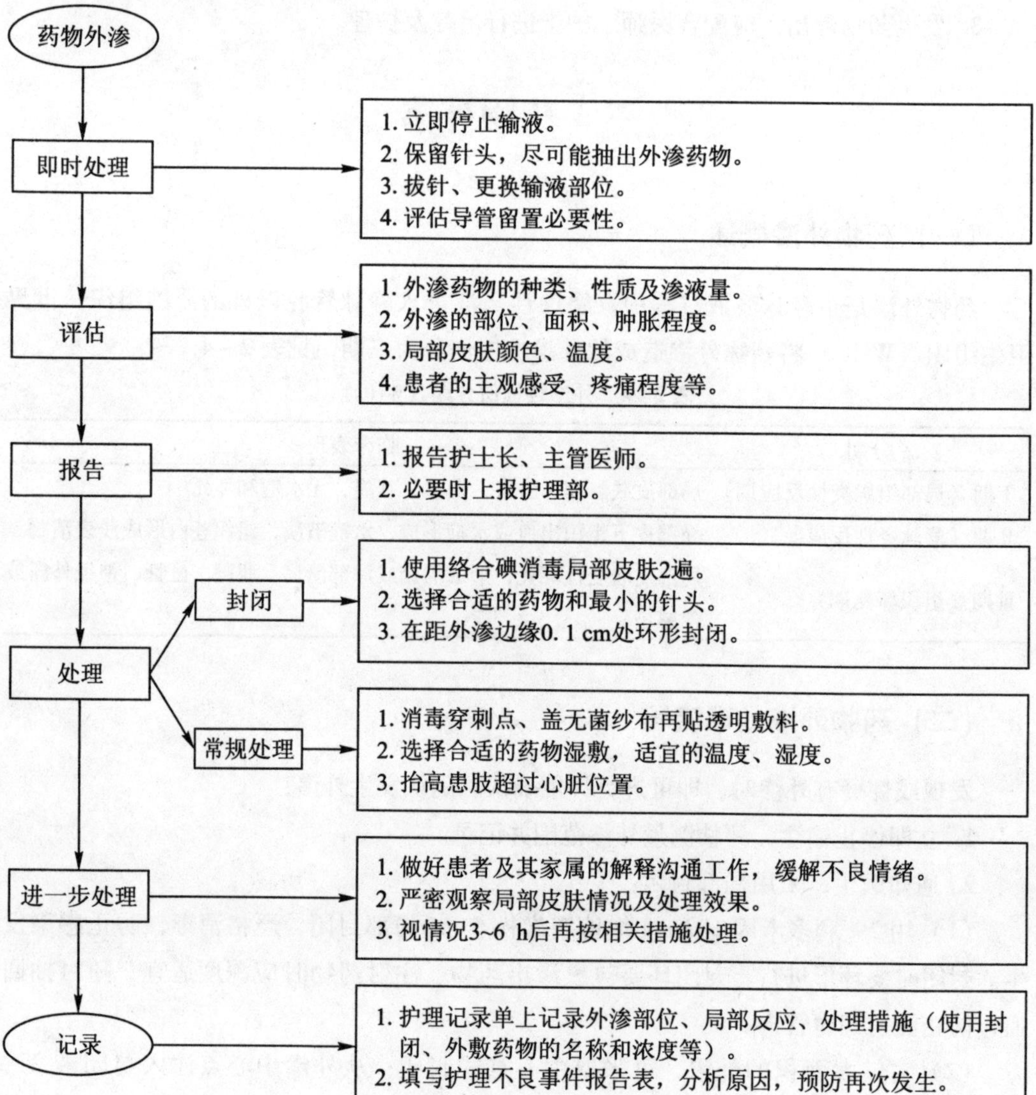

图2－3　药物外渗处理流程

（三）健康教育

1. 告知患者，在输液过程中发生局部疼痛、局部肿块、穿刺部位皮肤颜色改变、皮温发热或发凉、输注速度减慢时，要及时呼叫医护人员给予处理。

2. 告知患者，在输液过程中避免输液管道的牵拉、输液肢体剧烈活动及大量出汗，导管固定不牢时，要及时告知护士处理。

3. 告知患者，不可擅自热敷、湿敷等，并配合医务人员的处置。

4. 发生药物外渗，应配合医护人员进行治疗及护理。

四、导管相关性静脉血栓

（一）导管相关性静脉血栓概述

导管相关性静脉血栓是指导管外壁或导管内壁血凝块的形成。依据血栓位置不同，分为导管内血栓、导管外血栓和尖端袖套式血栓。

（二）导管相关性静脉血栓处理流程

发生或怀疑导管相关性静脉血栓形成时，可通过临床症状及超声或造影确认血栓形成。

1. 报告护士长、主管医师，必要时上报护理部。

2. 依据血栓类型进行处理：

（1）导管内血栓：突然发生的导管不通，排除导管受压、扭曲后，即可判断导管内血栓形成。①停止使用导管，评估导管留置的必要性。②溶栓：尿激酶每次5 000 u/mL，负压吸入管内，封闭30 min后抽吸血栓并弃去。若无效，可再次使用直至复通。③溶栓无效则拔除导管。

（2）导管外血栓和尖端袖套式血栓：①评估导管留置的必要性。②告知患者抬高肢体制动，禁止热敷、按摩，取得配合。③请血管外科会诊，遵医嘱溶栓及抗凝治疗。④发生血栓2周内禁止拔管，2周后根据治疗需要决定是否保留导管。

3. 做好患者及其家属的解释工作，缓解不良情绪。

4. 完善相关护理文书书写。

5. 分析原因，预防再次发生。

导管相关性血栓处理流程见图2－4。

（三）健康教育

1. 告知患者，在输液过程中出现液体滴入不畅、不滴或穿刺点处回漏时，及时呼叫护士给予处理。

2. 告知患者，发现穿刺侧肢体胀痛或局部肿胀、肤色及皮肤温度与健侧有差异时，应立即通知护士。

3. 告知患者，应在护士指导下进行活动，避免肢体过度体位及剧烈运动。

4. 注意发生血栓侧肢体的保暖，禁止按摩。

5. 发生导管血栓，应配合医师、护士进行治疗及护理。

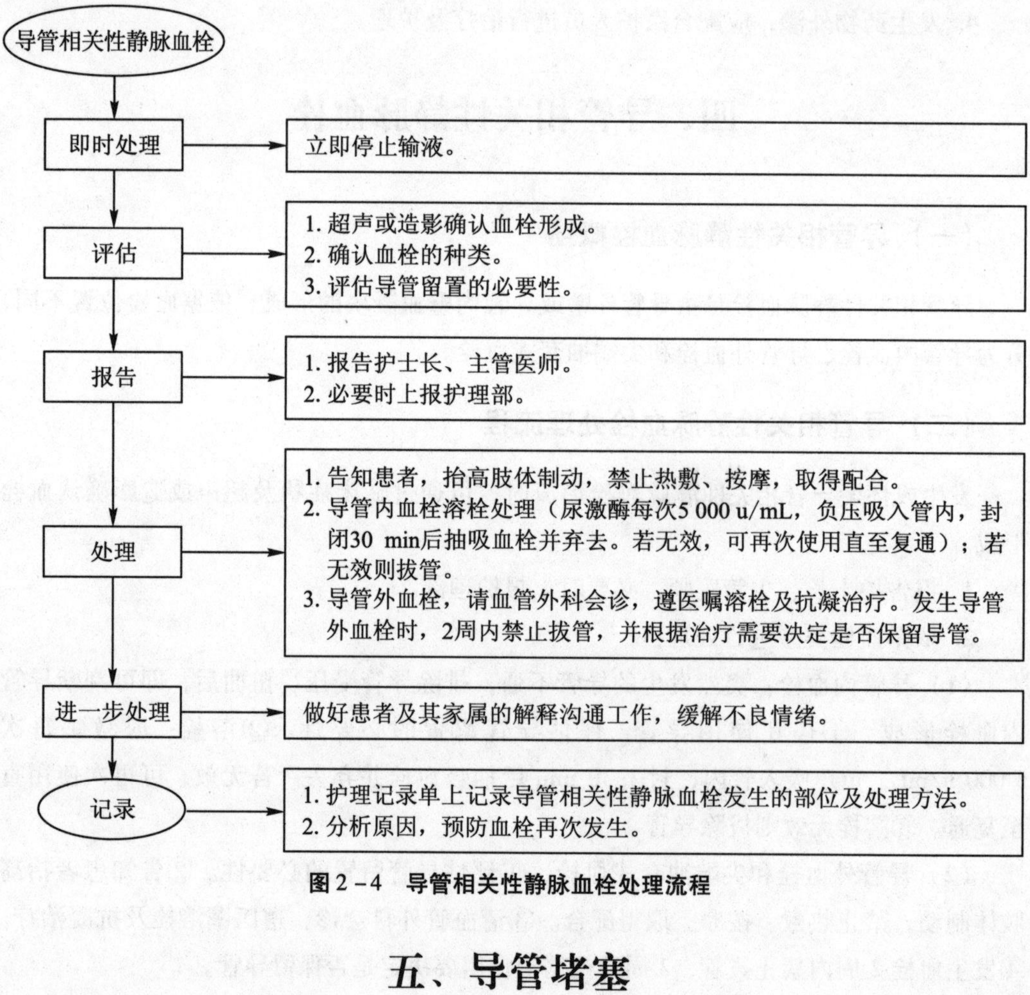

图 2－4　导管相关性静脉血栓处理流程

五、导管堵塞

（一）导管堵塞概述

导管堵塞是指导管部分或完全堵塞，致使药液输注受阻或受限。依据导管堵塞的性质，分为血栓性导管堵塞、非血栓性导管堵塞（药物沉淀性）和机械性导管堵塞。

（二）导管堵塞处理流程

1. 发现或怀疑导管堵塞，应评估确认导管堵塞的类型及导管留置的必要性。

2. 报告护士长、主管医师，必要时上报护理部。

3. 依据导管堵塞的性质，给予相应处理：

（1）血栓性导管堵塞：血栓性堵管可使用尿激酶进行溶解（用 5 000 u/mL 尿激酶生理盐水 1 ~2 mL 注射器连接输液接头后，回抽，使药液少量留置于导管内，30 min 后连接生理盐水注射器回抽并弃去）。此方法可多次使用，如果无效则拔管。

（2）非血栓性导管堵塞：根据沉淀性药物的性质，选择药物对抗溶解结晶。易溶于酸性药物的结晶可用 0.1% HCl 溶液溶解，易溶于碱性药物的结晶可用 $NaHCO_3$ 溶液溶解，脂类的堵塞可用 70% 酒精溶解。

（3）机械性导管堵塞：查找引起导管堵塞的原因，如导管夹闭，管路受压扭曲，过滤器阻塞，无针输液接头堵塞，导管错位等。根据导管堵塞的原因调整患者体位，或对导管位置进行调整，如果无效则拔管。

4. 做好患者及其家属的解释工作，缓解不良情绪。

5. 完善相关护理文书记录。

6. 填写不良事件报告表，分析原因，预防再次发生。

导管堵塞处理流程见图 2－5。

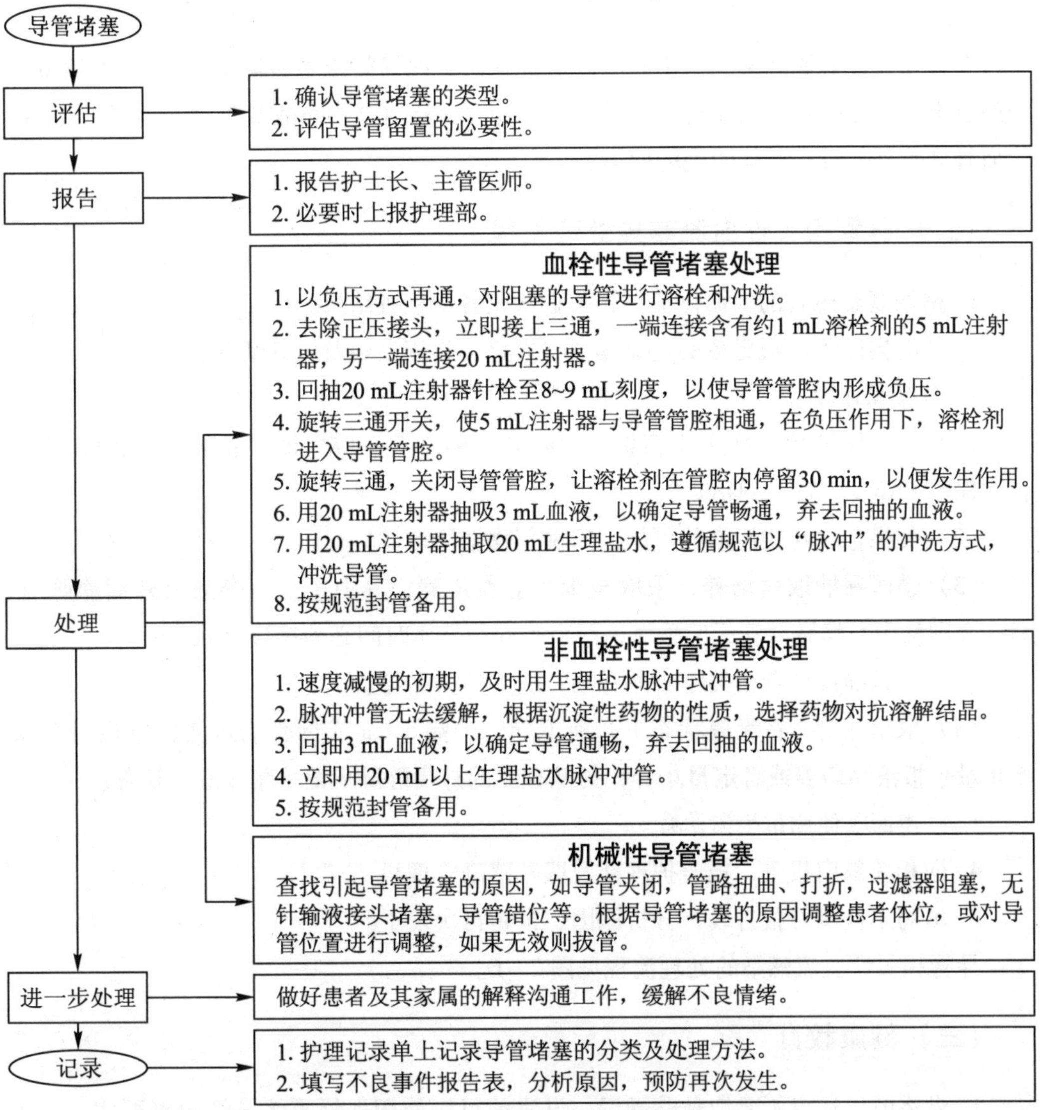

图 2－5　导管堵塞处理流程

（三）健康教育

1. 对于可以活动的患者，鼓励患者下床活动。

2. 穿刺肢体避免过度活动，避免肢体受压，以防血液回流造成导管堵塞。

3. 告知患者及其家属观察液体滴速，滴速减慢或不滴应及时告知护士。

4. 发生导管堵塞，应配合医师、护士进行治疗及护理。

六、导管相关性血流感染

（一）导管相关性血流感染概述

导管相关性血流感染（CRBSI）是指带有血管内导管或者拔除血管内导管 48 h 内的患者出现菌血症或真菌血症，并伴有发热（T≥38 ℃）、寒战或低血压等感染表现，除血管导管外，没有其他明确的感染源。

（二）导管相关性血流感染处理流程

1. 密切观察患者的生命体征、相关症状及各项检查结果。

2. 及时向医师汇报患者的生命体征、血象、临床表现及导管情况。

3. 遵医嘱处理：

（1）可疑导管相关性血流感染，排除其他感染源，应立即停止输液，拔除 PVC，暂时保留 PICC、CVC、PORT。

（2）如果存在药物污染的可能，需做药物细菌培养。

（3）遵医嘱抽取血培养，采取至少 2 套血培养，其中至少一套来自外周静脉血，另一套则从中心静脉导管无菌采血，两个来源的采血时间必须接近（≤5 min）。

（4）一旦确诊导管相关性血流感染，应立即拔除导管。

（5）取出导管，在无菌状态下，剪下导管尖端 5 cm 或近心端送实验室进行 Maki 半定量平板滚动培养或者定量培养，另从独立的外周静脉无菌采集 2 套血培养。

（6）遵医嘱使用抗生素治疗。

4. 向相关部门报告，报告护理部及医院感染管理科。

5. 填写不良事件报告表，分析原因，预防再次发生。

导管相关性血流感染的处理流程见图 2－6。

（三）健康教育

1. 淋浴时，注意不要把敷贴弄湿。淋浴前可以使用保鲜膜将导管包裹严实，上下

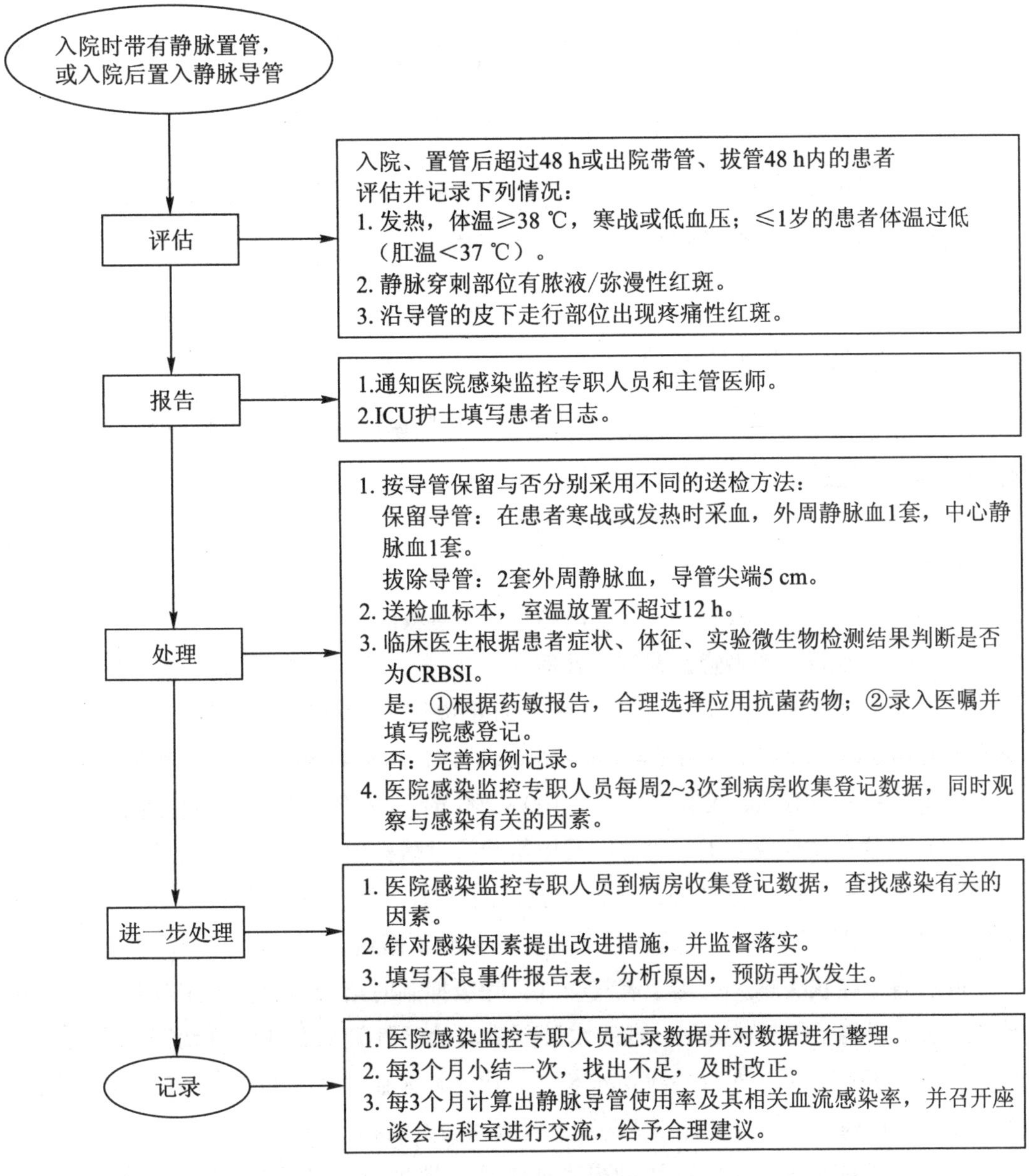

图 2-6　导管相关性血流感染处理流程

用胶布贴紧。淋浴后检查敷贴有无浸湿，如有浸湿应及时通知护士更换。

2. 注意观察穿刺部位及周围有无发红、肿胀、疼痛，有无脓性分泌物等异常情况。

3. 告知患者，如无明显诱因出现寒战、高热，应及时告知医务人员进行处理。

4. 如患者在院外带有中心静脉置管，应每周 1～2 次回医院进行冲管、换敷贴等护理。

5. 发生导管相关性血流感染，应配合医师、护士进行治疗及护理。

七、输液反应

（一）输液反应概述

根据患者的临床表现及病理特征，输液反应分为发热反应、药物过敏反应、急性肺水肿、空气栓塞等。

（二）输液反应处理流程

1. 患者发生输液反应时，立即停止输液，通知医师，并立即更换液体和输液器，保持静脉输液通道，保留液体及输液装置。

2. 评估患者的生命体征及输液反应的类型。

3. 报告护士长、主管医师，必要时上报护理部。

4. 准备好抢救药品及物品，配合医师进行紧急救治。

5. 根据输液反应类型遵医嘱进行处理：

（1）发热反应：①畏寒者给予保暖（防止烫伤）；高热者给予物理或药物降温。②必要时给予氧气吸入。③给予异丙嗪 25 mg 肌内注射或地塞米松 5 mg 静脉注射，严重者给予地塞米松 10 mg 或氢化可的松 100～200 mg 加入 5% 葡萄糖中静脉滴注。

（2）药物过敏反应：①一般过敏反应给予抗过敏药物治疗。②发生过敏性休克立即采取抢救措施：a. 立即平卧，就地抢救，同时建立第二条静脉通道。b. 皮下注射 0.1% 盐酸肾上腺素 1 mL，小儿剂量酌减；如症状不缓解，可每隔 30 min 再静脉注射 0.5 mL，直至症状缓解。c. 给予氧气吸入，呼吸抑制时给予口对口人工呼吸或呼吸器使用，必要时给予呼吸兴奋剂。喉头水肿严重者给予气管插管或气管切开，建立人工气道。d. 心搏骤停者立即行心肺复苏术。e. 快速补充血容量，纠正酸中毒，给予抗过敏药物、升压药物、解除气管痉挛药物、呼吸兴奋剂药物应用。

（3）急性肺水肿：①立即协助患者取坐位或端坐位，双腿下垂以减少静脉回流，降低心脏前负荷。②给予酒精湿化高流量（6～8 L/min）氧气吸入，伴呼吸性碱中毒者采用面罩吸氧，必要时行无创或气管插管，用呼吸机辅助呼吸。③给予吗啡、阿片类药物镇静剂，缓解患者焦虑，降低交感神经兴奋性。④给予呋塞米等利尿剂快速利尿，以减轻负荷，必要时给予血液透析。⑤给予强心苷类药物，如洋地黄类药物，增加心排量，降低左心室充盈压，改善症状。⑥给予扩血管药物，如硝酸酯类、硝普钠等，降低心室充盈压和血管阻力，降低心脏负荷。

（4）空气栓塞：①无疾病禁忌立即采取头低足高左侧卧位，避免空气栓子堵塞肺动脉。②给予高浓度或纯氧吸入，及早采取高压氧治疗。③心搏骤停者立即行心肺复苏术。④给予补液、镇静、改善呼吸、抗休克、抗心律失常等对症治疗。

6. 记录患者生命体征，一般情况和抢救过程。

7. 向相关部门汇报：上报药剂科、护理部及感染办。保存液体及输液装置送药剂科和消毒供应中心，必要时采集患者血样送检验科。

8. 安抚患者，缓解患者紧张情绪。

9. 患者家属有异议时，立即按有关程序对输液器具进行封存。

10. 填写不良事件报告表，分析原因，预防再次发生。

输液反应处理见图 2－7。

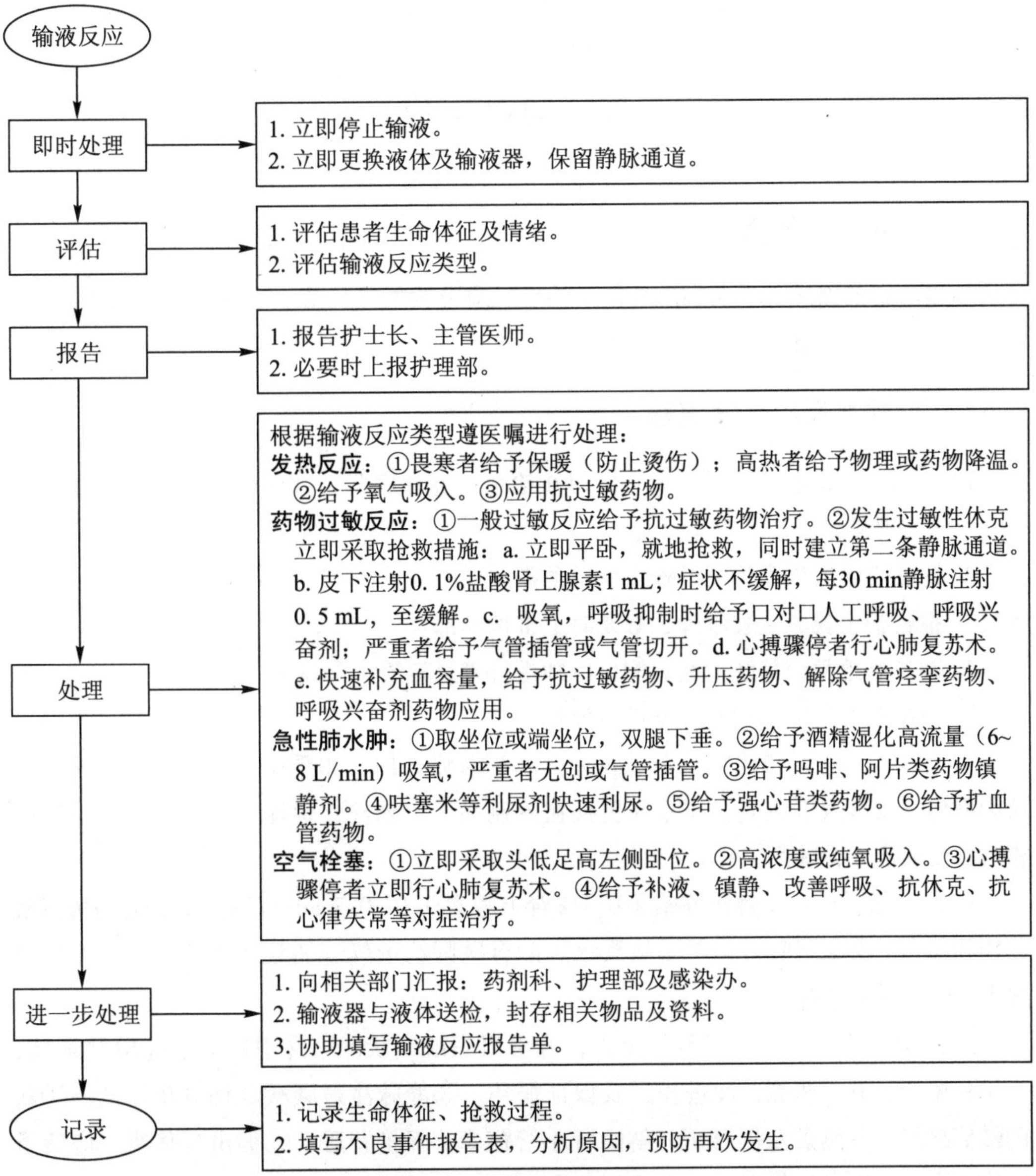

图 2－7　输液反应处理流程

（三）健康教育

1. 告知患者，不要自行调节滴速，滴速太快可能有生命危险，滴速太慢会影响疗效。如发生滴速太快或太慢，请及时告知护士。

2. 输液过程中观察瓶中的液体量，如液体滴完，及时呼叫；如发现液体中有絮状物或混浊、结晶等，请立即关闭调节器并告知护士。

3. 注意观察输液局部皮肤情况，如有疼痛、红肿、液体外渗或心慌、发冷、发抖等不适，先关调节器，同时告知护士。

4. 发生输液反应，应配合医师、护士进行治疗及护理。

八、输血反应

（一）输血反应概述

依据患者的临床表现及病理特征，输血反应分为发热反应、过敏反应、溶血反应、细菌污染及与大量输血有关的反应等。

（二）输血反应处理流程

1. 患者发生输血反应时，应立即停止输血，通知医师，并立即更换输血器或输液器，保留静脉输液通道，保留余血。

2. 评估患者的生命体征及输血反应的类型。

3. 报告护士长、主管医师，必要时上报护理部。

4. 准备好抢救药品及物品，配合医师进行紧急救治。

5. 根据输血反应类型遵医嘱进行处理：

（1）发热反应：遵医嘱给药或物理降温等对症处理。如受血者出现轻度发热反应又因病情需要继续输血时，应重新更换血液制品予以输注，但输注速度宜慢，且须严密观察受血者生命体征。

（2）过敏反应：①遵医嘱给予0.1%肾上腺素0.1～0.3 mL静脉注射或使用抗过敏药物和激素。②氧气吸入，严重喉头水肿配合医师给予气管插管或气管切开，循环衰竭者给予抗休克治疗。

（3）溶血反应：①给予氧气吸入，改善组织缺氧状况。②遵医嘱快速输注液体，应用利尿剂、升压药等，促进排尿及保证循环。③静脉注射碳酸氢钠碱化尿液。④双侧腰部封闭，并热敷双侧肾区，解除肾小管痉挛，保护肾脏。⑤如出现休克，应给予抗休克治疗；如发生肾衰，应给予血液透析或腹膜透析治疗。

（4）细菌污染：①一般治疗，包括输液、维持营养、纠正电解质和酸碱平衡等对症处理。②将未输完血及患者的血液标本送检，根据细菌培养结果选用合适的抗生素治疗。

（5）与大量输血有关的反应：①循环负荷过重，按肺水肿和充血性心力衰竭紧急处理。②大量输入库存血后应遵医嘱输入新鲜血或血小板悬液。③枸橼酸钠中毒反应：遵医嘱静脉注射葡萄糖酸钙或氯化钙，以补充钙离子。

6. 严密观察病情变化，记录患者生命体征、一般情况和抢救过程。

7. 向相关部门汇报，报药剂科、护理部及感染办。保存输血袋及余血送输血科，必要时采集患者血样送检验科。

8. 安抚患者，缓解患者紧张情绪。

9. 填写不良事件报告表，分析原因，预防再次发生。

输血反应处理流程见图 2－8。

（三）健康教育

1. 告知患者及其家属输入输血制品的必要性及输血相关知识、输血可能发生的不良反应和经血液传播疾病的可能，签订输血治疗同意书，没有本人及其直系家属签字不能输血。

2. 告知患者家属，对输血时间应进行限制，输血过程中不可自行调节滴速；如发生滴速太快或太慢应及时告知护士。

3. 协助观察患者输血局部皮肤情况，如有疼痛、红肿、液体外渗或心慌、发冷、发抖等不适，先关调节器，同时立即呼叫。

4. 发生输血反应，应配合医师护士进行治疗及护理。

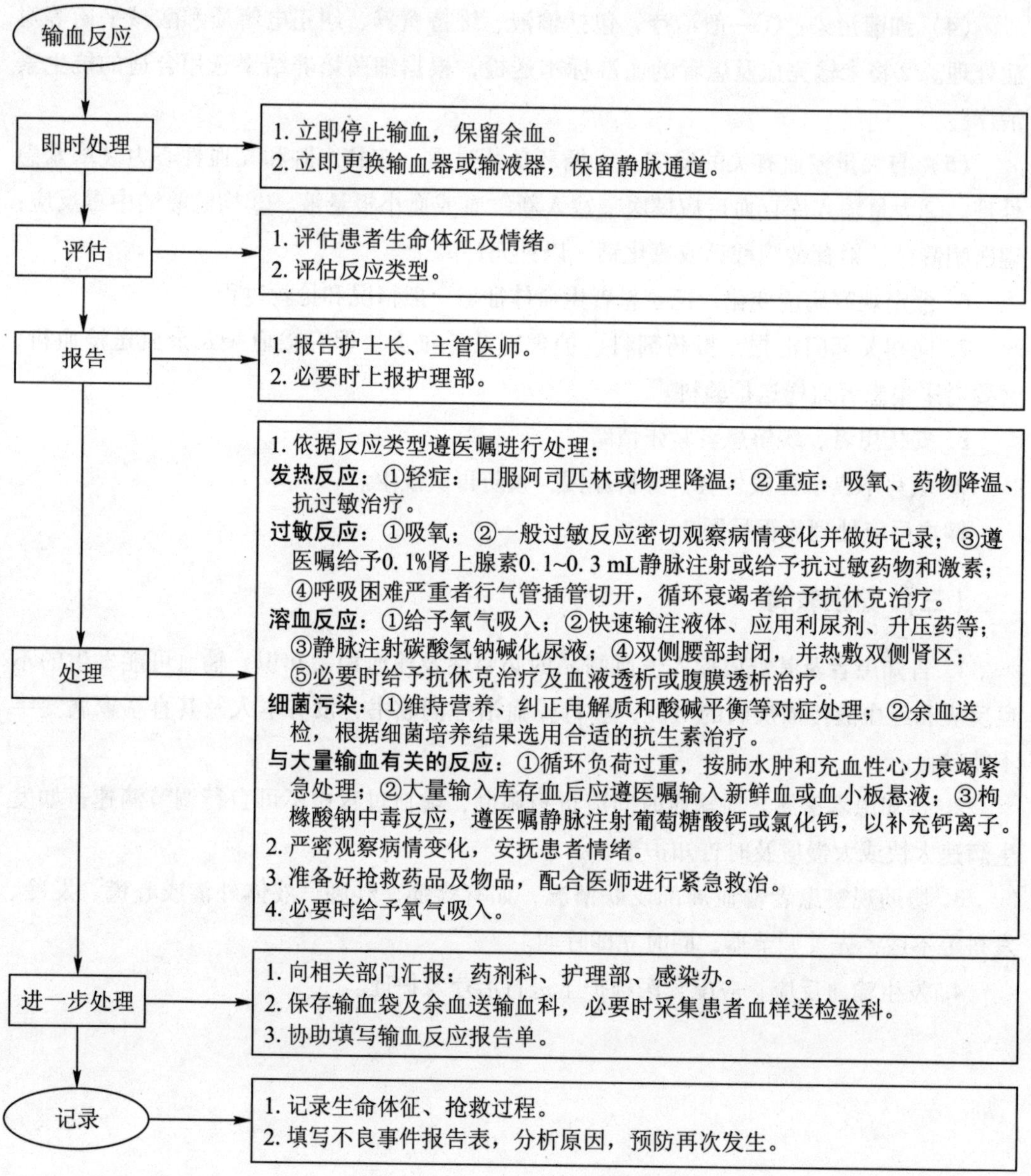

图2-8　输血反应处理流程

第三章　职业防护

一、针刺伤的防护

（一）概述

针刺伤是指一种由医疗器械（注射针头、缝针、各种穿刺针、手术刀、剪刀等）造成的意外伤害，造成皮肤深部的足以使受伤者出血的皮肤损伤。护理人员在日常工作中，需经常接触注射器等锐利器械，因此，极易造成针刺伤。

（二）相关知识

1. 医务人员在进行侵袭性诊疗、护理操作过程中，要保证充足的光线，并特别注意防止被针头、缝合针、刀片等锐器刺伤或者划伤。

2. 禁止用双手将使用过的针头重新套上针帽；避免用手分离针头；采集血标本后避免带针头传递；不能将针尖指向身体任何部位；禁止用手直接接触使用过的针头、刀片等锐器。

3. 使用过的锐器应当直接放入耐刺、防渗漏的锐器盒，或者利用针头处理设备进行安全处置，也可以使用具有安全性能的注射器、输液器等医用锐器，以防刺伤。

4. 医院必须提供足够的手套、隔离衣等个人保护性设备和安全针头、注射器、负压标本试管、便于丢弃污染针头的锐器盒等，减少医疗锐器伤的发生。配备专职医院感染监控员，做好针刺后的管理。

（三）针刺伤处理流程

1. 立即在伤口旁由近心端向远心端轻轻挤压，避免挤压伤口局部，尽可能挤出损伤处的血液。

2. 用肥皂和流动水清洗伤口后，用75%乙醇溶液或者碘消毒剂消毒，包扎伤口。

3. 向科室负责人及医院感染管理科报告并填写职业暴露登记表。

4. 专职人员核实患者情况，评估暴露程度。

5. 暴露后1个月、3个月、6个月追踪检查。如发现感染，及时治疗。

针刺伤处理流程见图3－1。

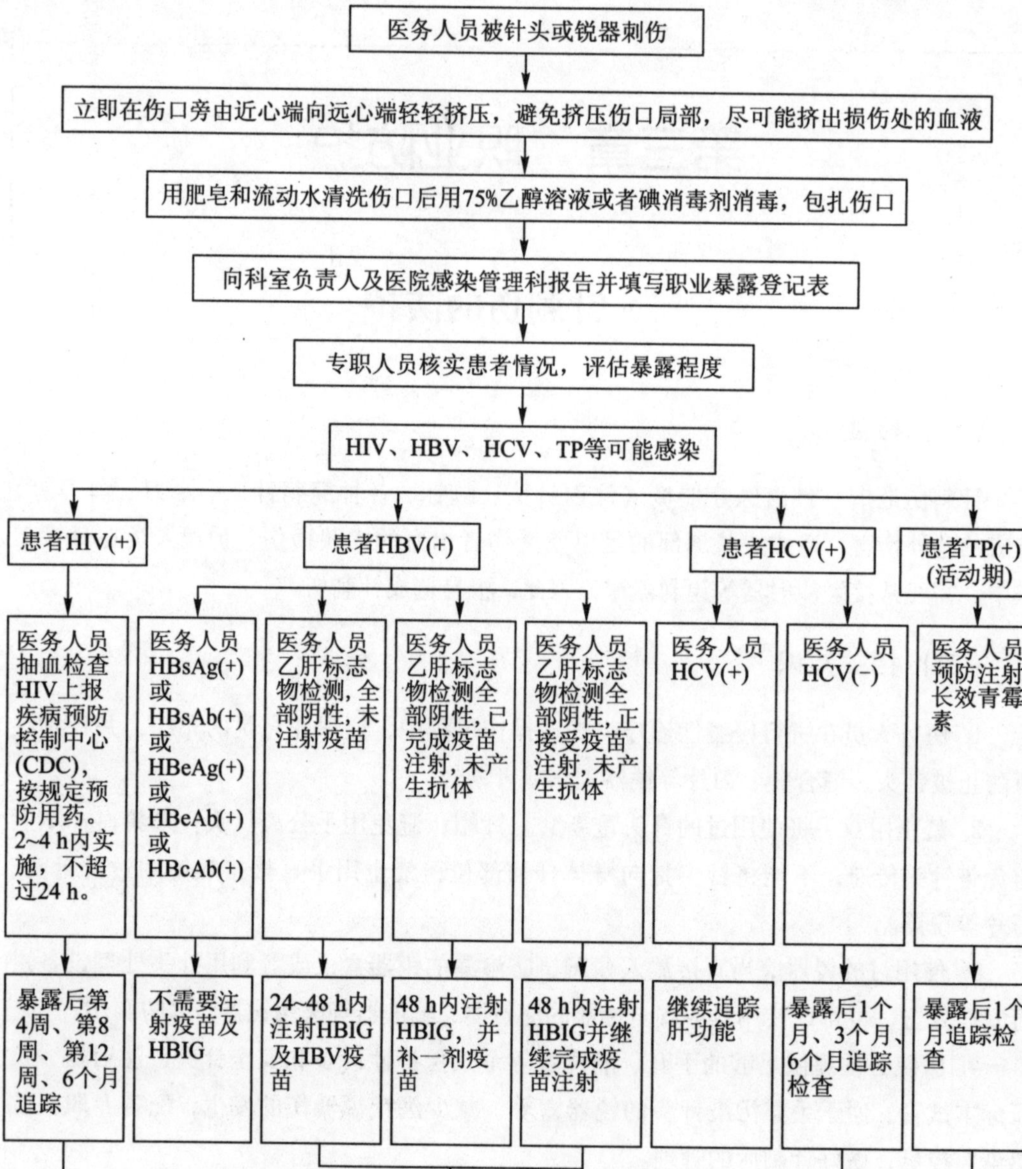
医务人员被针头或锐器刺伤
立即在伤口旁由近心端向远心端轻轻挤压，避免挤压伤口局部，尽可能挤出损伤处的血液
用肥皂和流动水清洗伤口后用75%乙醇溶液或者碘消毒剂消毒，包扎伤口
向科室负责人及医院感染管理科报告并填写职业暴露登记表
专职人员核实患者情况，评估暴露程度
HIV、HBV、HCV、TP等可能感染
患者HIV(+)
患者HBV(+)
患者HCV(+)
患者TP(+)(活动期)
医务人员抽血检查HIV上报疾病预防控制中心(CDC)，按规定预防用药。2~4 h内实施，不超过24 h。
医务人员HBsAg(+)或HBsAb(+)或HBeAg(+)或HBeAb(+)或HBcAb(+)
医务人员乙肝标志物检测，全部阴性，未注射疫苗
医务人员乙肝标志物检测全部阴性，已完成疫苗注射，未产生抗体
医务人员乙肝标志物检测全部阴性，正接受疫苗注射，未产生抗体
医务人员HCV(+)
医务人员HCV(−)
医务人员预防注射长效青霉素
暴露后第4周、第8周、第12周、6个月追踪
不需要注射疫苗及HBIG
24~48 h内注射HBIG及HBV疫苗
48 h内注射HBIG，并补一剂疫苗
48 h内注射HBIG并继续完成疫苗注射
继续追踪肝功能
暴露后1个月、3个月、6个月追踪检查
暴露后1个月追踪检查
暴露后1个月、3个月、6个月追踪检查
如发现感染及时治疗

图3－1　针刺伤处理流程

二、细胞毒性药物溢出的防护

（一）概述

细胞毒性药物溢出是指在药物配制及使用过程中，药物意外溢出暴露于环境中，如皮肤表面、台面、地面等。细胞毒性药物可通过直接接触、呼吸道吸入、消化道吸入等途径危害人体，因此当发生药物外溢时应穿戴个人防护用品方可处理污染区。

（二）相关知识

使用抗肿瘤药物的环境中，可配备溢出包。内含防水隔离衣、一次性口罩、乳胶手套、面罩、护目镜、鞋套、吸水垫及垃圾袋等。

（三）细胞毒性药物溢出处理流程

1. 小量溢出的处理：小量溢出是指在生物安全柜以外体积≤5 mL或剂量≤5 mg的溢出。正确评估暴露在有溢出物环境中的每一个人。如果有人的皮肤或衣服直接接触到药物，必须立即用肥皂水和清水清洗被污染的皮肤。

受训人员应立刻清除掉溢出的小量药物。其程序为：

（1）穿好制服，戴上2副无粉乳胶灭菌手套，戴上2个口罩。

（2）如果溢出药物产生汽化，则需戴上呼吸器。

（3）液体应用吸收性强的织物布吸去和擦去，固体应用湿的吸收性织物布擦去。

（4）用小铲子将玻璃碎片收拾起并放入锐器盒内。

（5）防刺容器、擦布、呼吸垫子和其他被污染物品都应丢置于专门放置细胞毒性药物的黄色医疗专用垃圾袋内。

（6）药物溢出的地方应用清洁剂反复清洗3遍，再用清水冲洗。

（7）反复使用的物品应当由受训过的人员在穿戴好个人防护器材的条件下用清洁剂清洗2遍，再用清水清洗。

（8）放有细胞毒性药物污染物的黄色医疗废物专用垃圾袋应封口，再放入另一个放置细胞毒性药物废物的黄色医疗专用垃圾袋内。所有参加清除溢出物员工的防护服应丢置在外面的黄色医疗专用垃圾袋内。

（9）外面的黄色医疗专用垃圾袋也应封口并放置于细胞毒性药物废物专用一次性锐器盒内。

（10）记录以下信息：①药物名称，溢出量；②溢出如何发生；③处理溢出的过程；④暴露于溢出环境的员工、患者及其他人员；⑤通知相关人员注意药物溢出。

2. 大量溢出的处理：大量溢出是指在生物安全柜以外体积 >5 mL 或剂量 >5 mg 的溢出。

（1）正确评估暴露在有溢出物环境中的每一个人。如果有人的皮肤或衣服直接接触到药物，必须立即应用肥皂水和清水清洗被污染的皮肤。

（2）当有大量药物溢出发生，溢出地点应被隔离起来，应有明确的标记提醒该处有细胞毒性药物溢出。

（3）大量细胞毒性药物的溢出必须由受过培训的专业人员清除。

（4）必须穿戴好个人防护用品，包括里层的乳胶手套、鞋套，外层的操作手套、眼罩或者防溅眼镜等。

（5）如果是会产生气雾或汽化的细胞毒性药物溢出，必须佩戴呼吸器。

（6）轻轻地将吸收药物的织物布块或垫子覆盖在溢出的液体药物之上，液体药物则必须使用吸收性强的织物布吸收。

（7）轻轻地将湿的吸收性垫子或湿毛巾覆盖在粉状药物之上，防止药物进入空气中，用湿垫子或毛巾将药物除去。

（8）将所有被污染的物品放入溢出包中备有的可密封的细胞毒性药物废物垃圾袋内。

（9）当药物完全被去除以后，被污染的地方必须先用清水冲洗，再用清洁剂清洗3遍，清洗范围应由小到大地进行。

（10）清洁剂必须彻底用清水冲洗干净。

（11）所有用来清洁药物的物品必须放置在一次性密闭细胞毒性药物废物医疗废物包装袋内。

（12）放有细胞毒性药物污染物的医疗废物包装袋应封口，再放入另一个放置细胞毒性药物废物的黄色垃圾袋中。所有参加清除溢出物员工的个人防护器材应丢置在外面的黄色垃圾袋内。

（13）外面的黄色垃圾袋也应封口并放置于细胞毒性药物废物专用一次性锐器盒内。

（14）记录以下信息：①药物名称，溢出量；②溢出如何发生；③处理溢出的过程；④暴露于溢出环境中的员工、患者及其他人员；⑤通知相关人员注意药物溢出。

细胞毒性药物溢出处理流程见图 3 - 2。

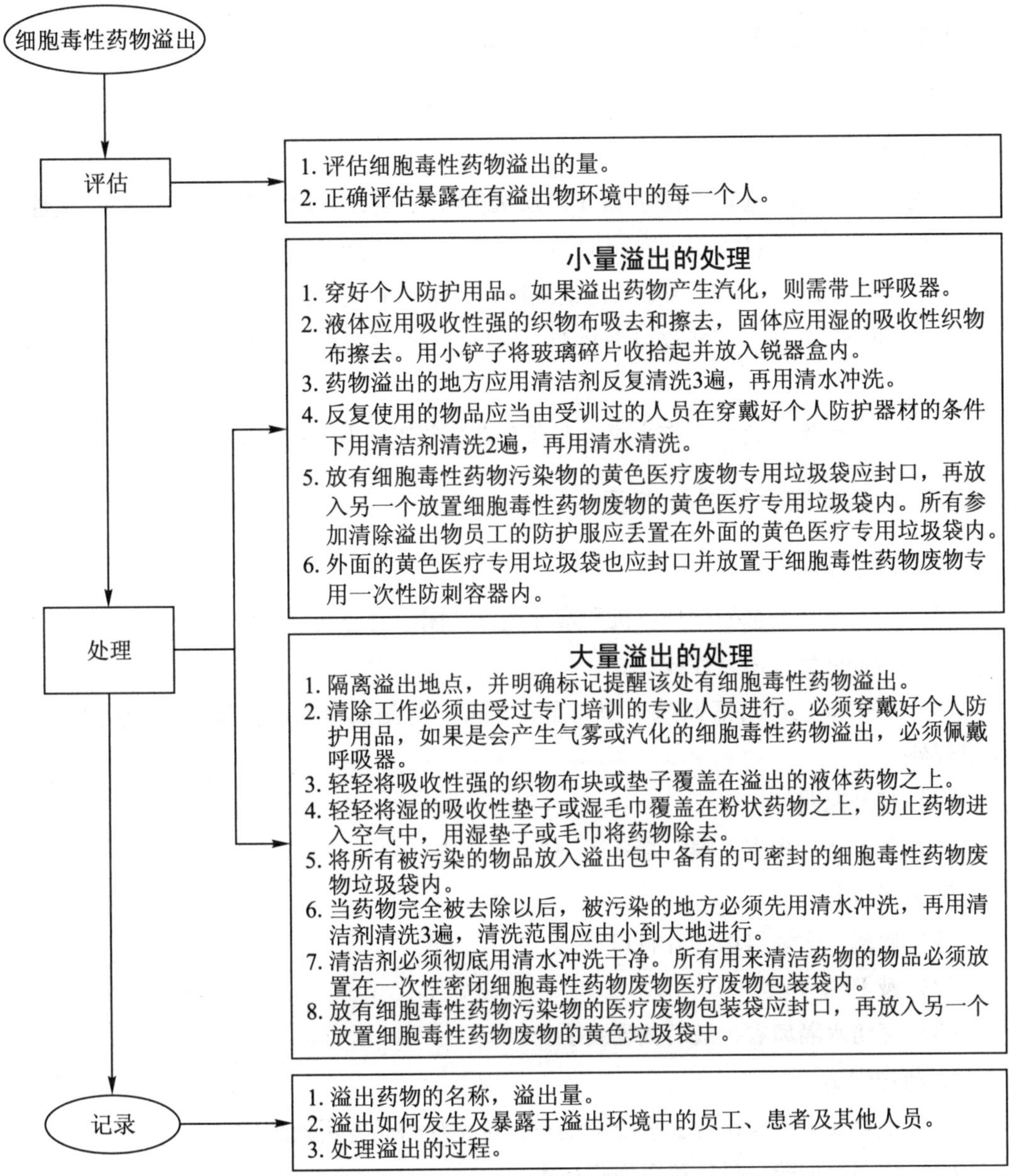

图 3－2　细胞毒性药物溢出处理流程

三、生物安全柜的使用

（一）概述

生物安全柜的使用可防止操作过程中含有危害性或未知性的生物气溶胶散逸，用于人员、产品安全与环境保护。

（二）相关知识

1. 配制抗肿瘤药物的区域应为相对独立的空间，宜在Ⅱ级或Ⅲ级垂直层流生物安全柜内配置。

2. 配药时操作者应戴双层手套（内层为 PVC 手套，外层为乳胶手套）、一次性口罩；宜穿防水的、无絮状物材料制成的、前部完全封闭的隔离衣；可佩戴护目镜；配药操作台面应垫以防渗透吸水垫，污染或操作结束时应及时更换。

3. 给药时，操作者宜戴双层手套和一次性口罩；静脉给药时宜采用全密闭式输注系统。

4. 所有抗肿瘤药物污染物品应丢弃在有毒性药物标识的容器中。

（三）生物安全柜操作流程

1. 生物安全柜准备：

（1）启动生物安全柜循环风机和紫外线，关闭前窗至安全线处。

（2）30 min 后关闭紫外线灯。

（3）用75%乙醇溶液擦拭生物安全柜顶部、两侧及台面。消毒顺序为从上到下、从里到外。

（4）打开照明灯。

2. 药物准备：根据医嘱，准备药物。

3. 人员准备：

（1）佩戴一次性口罩（外科口罩）。

（2）戴 PVC 手套。

（3）穿防水隔离衣，最后戴乳胶手套。

4. 药物配制：

（1）生物安全柜操作台上垫防水垫布，备化疗药品专用处理袋。

（2）按规程加药，执行负压加药技术。

（3）配制的细胞毒性药物外套化疗药品袋备用。

（4）调配时前窗不可高过安全警戒线，所有静脉用药调配必须离工作台面外沿 20 cm、内沿 8 ~ 10 cm。

5. 终末处理：

（1）加好药的注射器单手回套针帽，包括空瓶等放入双层医用垃圾袋。

（2）先脱去外层污染手套，再脱去防水隔离衣及其他防护用品，放入双层医用垃圾袋。

（3）按化疗废弃物处理。

（4）每完成一份成品输液调配后，应当清理操作台上的废弃物。

6. 维护

（1）每天操作结束后，应彻底清洁场地。

（2）打开回风槽道外盖，先用蒸馏水清洁，待干后再用75%乙醇溶液擦拭消毒。

7. 检测

（1）生物安全柜每月进行一次沉降菌监测。沉降菌监测方法：将培育皿打开，放置在操作台30 min，封盖后进行细菌培养，对菌落进行计数。

（2）每年对生物安全柜进行各参数的检测，并保存检测报告。

（3）根据厂家说明书，定期更换滤网。

生物安全柜操作流程见图3－3。

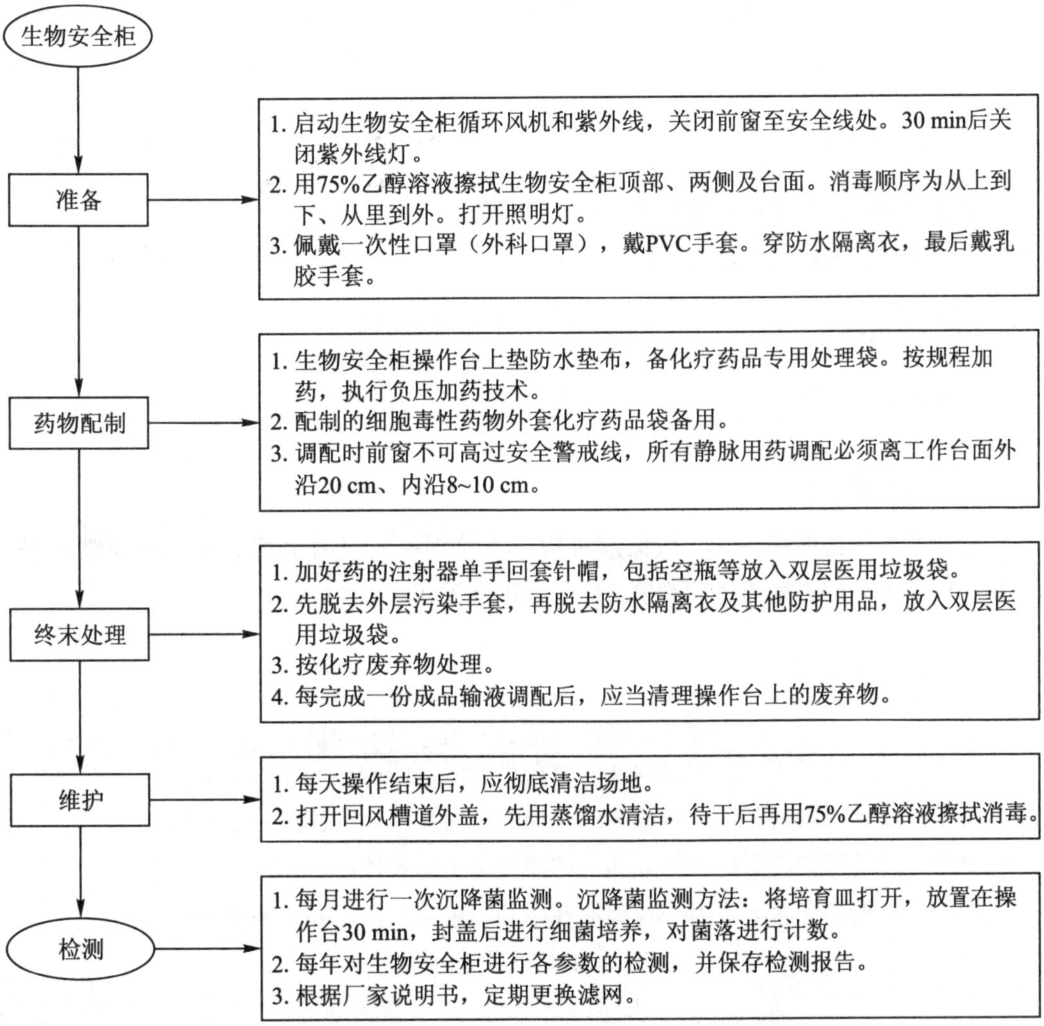

图3－3　生物安全柜操作流程

第四章　静脉治疗护理敏感质量指标

一、护士静脉治疗培训率

（一）定义

统计周期内，参加静脉治疗培训的注册护士人数占所在医疗机构或部门的注册护士总人数的比例。

（二）相关释义

培训内容：静脉治疗专业相关的理论和技能。

培训形式：各级各类静脉治疗专业的学术会议、培训班和进修学习等。

（三）指标类型

指标类型为结构指标。

（四）指标改善

指标改善指比率提高。各级医疗机构护士培训率与自身基线数据或同等级医院、区域、国家平均培训率相比，改善目标为培训率提高。

（五）计算公式

$$护士静脉治疗培训率=\frac{统计周期内参加静脉治疗培训的护士人数}{统计周期内所在机构或部门的护士总人数}\times 100\%$$

分子：统计周期内医疗机构或部门参加静脉治疗培训的注册护士人数。

分母：统计周期内医疗机构或部门的注册护士总人数。

说明：注册护士总人数为统计周期开始和结束总人数之和的平均数。

（六）指标意义

1. 反映医疗机构或部门的注册护士参加静脉治疗知识培训的情况。
2. 通过指标监测，研究护士培训与静脉治疗质量的关系。

3. 依据监测结果，分析相关因素，制定干预策略，提升注册护士静脉治疗知识的培训率。

（七）采集方法

1. 通过现场查看或计算机数据提取方式，采集统计周期内医疗机构或部门参加各级各类静脉治疗培训的注册护士人数及注册护士总人数。

2. 根据统计数据计算护士静脉治疗培训率。

护士静脉治疗培训率检查表

部门　　　　　　　　　　　　　　　　　　　　　　　　年　　月　　日

护士培训率																	
科室	护士总人数	参与培训人数	学术会议					培训班					进修学习				
			国际	国内	省级	市级	院级	国际	国内	省级	市级	院级	国际	国内	省级	市级	院级
三级指标落实率(%)																	
二级指标落实率(%)			参加学术会议率=(　)					参加培训班率=(　)					进修学习率=(　)				
一级指标落实率(%)			护士培训率=(　)														

注:1. 在相应位置填写参加培训的人数。

2. 所有培训率的计算均为:参加培训的护士人数÷该部门护士总人数×100%。

检查人

护士静脉治疗培训率统计表

时间(　　月/　　年)																
日期	科室	学术会议					培训班					进修学习				
		国际	国内	省级	市级	院级	国际	国内	省级	市级	院级	国际	国内	省级	市级	院级
合计																

二、静脉导管非计划拔管发生率

（一）定义

统计周期内，住院患者发生的静脉导管非计划拔管例次数占该周期内静脉导管留置总日数的比例，或占该周期内静脉导管置管总例数的比例。

（二）相关释义

非计划拔管（unplanned extubation，UEX），又称意外拔管（accidental extubation，AE），是指患者有意造成或任何意外所致的拔管，即非医护人员计划范畴内的拔管。非计划拔管通常包含以下情况：①未经医护人员同意患者自行拔除的导管；②各种原因导致的导管滑脱；③因导管相关并发症需要提前拔除的导管。

静脉导管包括外周静脉导管（peripheral venous catheter，PVC）、中心静脉导管（central venous catheter，CVC）、经外周置入中心静脉导管（peripherally inserted central catheter，PICC）和静脉输液港（implantable venous access port，PORT）。

（三）指标类型

指标类型为结果指标。

（四）指标改善

指标改善指比率下降，各级医疗机构静脉导管非计划拔管率与自身基线数据或同等级医院、区域、国家平均发生率相比，改善目标为发生率下降。

（五）计算公式

$$\text{公式 1：静脉导管非计划拔管发生率} = \frac{\text{统计周期内静脉导管非计划拔管例次数}}{\text{统计周期内静脉导管的留置总日数}} \times 1\,000‰$$

$$\text{公式 2：静脉导管非计划拔管发生率} = \frac{\text{统计周期内静脉导管非计划拔管例次数}}{\text{统计周期内静脉导管的留置总例数}} \times 100\%$$

分子：统计周期内发生静脉导管非计划拔管的例次数。

分母：统计周期内静脉导管（PVC、CVC、PICC、PORT）的留置总日数或总例数，即统计周期内静脉导管每日带管病例数之和或统计周期内静脉导管置管总例数。

说明：

1. 在统计周期内，若同一患者多次发生非计划拔管，则按频次计算拔管例数，例如：同一患者 24 h 内有 2 次非计划拔管，记录为 2 次；同一患者带有≥2 个静脉导管，如2个静脉导管分别发生非计划拔管，记录为2次。

2. 统计周期内静脉导管置管总例数包括周期内留置导管例数和新增置导管例数。拔管后重新置管及常规更换导管均计入新增置管例数。

（四）指标意义

1. 反映静脉导管维护及管理能力。

2. 通过指标监测，研究静脉导管非计划拔管率与部门护理人力结构配置和护理过程的关系。

3. 依据监测结果，分析相关因素，制定干预策略，降低静脉导管非计划拔管发生率。

（五）采集方法

1. 通过现场查看或计算机数据提取方式，采集统计周期内医疗机构、部门住院患者静脉导管留置总日数（住院患者留置静脉导管长期医嘱跨越凌晨0点的次数）或总例数及发生非计划拔管的例次数。

2. 根据统计数据计算静脉导管非计划拔管发生率。

静脉导管非计划拔管发生率检查表

部门　　　　　　　　　　　　　　　　　　　　　　　　　　　　　年　　月　　日

预防静脉导管非计划拔管相关护理措施																					
床号	姓名	导管固定					保护性约束			健康教育					导管类型				导管状态		
		敷贴/敷料大小合适	敷贴/敷料固定方法正确	敷贴/敷料更换及时	输液过程中定时评估	护理操作过程中规范固定导管并避免牵拉	患者病情和意识评估正确	保护性约束的使用方法正确	保护性约束部位定期评估	留置静脉导管的作用及必要性	日常活动的注意事项	穿脱衣服的注意事项	保持敷贴/敷料平整、干燥及固定方法	更换敷贴/敷料的必要性及指征	PVC	PICC	CVC	PORT	原有导管	新增导管	非计划拔除导管
三级指标落实率(%)																					
二级指标落实率(%)		导管固定落实率=(　)					保护性约束落实率=(　)			健康教育落实率=(　)					导管共有(　　)条 非计划拔管(　　)条						
一级指标落实率(%)		静脉导管非计划拔管发生率=静脉导管非计划拔管例次数÷静脉导管的留置总例数×100%=(　)																			

注:1. 护理措施落实在相应位置打“√”,护理措施未落实在相应位置打“×”。

2. 所有的护理措施落实率的计算均为:措施落实的项目总数÷查检项目总数×100%。

3. 导管类型、导管状态栏目填写相应数据。

检查人

静脉导管非计划拔管发生率统计表

时间(　　月/　　年)																
日期	PVC				PICC				CVC				PORT			
	原有数	新增	非计划拔管数	非计划拔管发生率	原有数	新增	非计划拔管数	非计划拔管发生率	原有数	新增	非计划拔管数	非计划拔管发生率	原有数	新增	非计划拔管数	非计划拔管发生率
合计																

三、静脉导管堵塞发生率

（一）指标定义

统计周期内发生静脉导管堵塞的例次数占静脉导管留置总日数或总例数的比例。

（二）相关释义

导管堵塞（catheter occlusion）指留置血管内的内置导管部分或完全堵塞，致液体或药液的输注受阻或受限，分为血栓性导管堵塞和非血栓性导管堵塞。

血栓性导管堵塞是由导管内部或周围形成的血栓所致。非血栓性导管堵塞是由机械性堵塞所致，如导管位置不当、导管发生移位、药物或矿物质沉淀、肠外营养的脂类聚集等。

（三）指标类型

指标类型为结果指标。

（四）指标改善

指标改善指比率下降。各级医疗机构静脉导管堵塞发生率与自身基线数据或同等级医院、区域、国家平均发生率相比，改善目标为发生率下降。

（五）计算公式

公式 1：$\text{静脉导管堵塞发生率} = \dfrac{\text{统计周期内留置静脉导管堵塞例次数}}{\text{统计周期内静脉导管的留置总日数}} \times 1\,000‰$

公式 2：$\text{静脉导管堵管发生率} = \dfrac{\text{统计周期内留置静脉导管堵塞例次数}}{\text{统计周期内静脉导管的留置总例数}} \times 100\%$

分子：统计周期内静脉导管（PVC、CVC、PICC、PORT）发生堵管的例次数。

分母：统计周期内静脉导管留置总日数或总例数。

说明：在统计周期内，同一患者留置多个静脉导管发生堵管，则按频次计算次数。如同一患者 24 h 内有 2 次导管堵塞，记录为 2 次；同一患者带有≥2 个静脉留置导管，2 个导管分别发生堵塞，记录为 2 次。

（六）指标意义

1. 反映静脉导管维护及管理能力。

2. 通过指标监测，研究静脉导管堵塞发生率与护理人员知识结构和实践行为的关系。

3. 依据监测结果，分析相关因素，制定干预策略，降低静脉导管堵塞发生率。

（七）采集方法

1. 通过现场查看或计算机数据提取方式，采集统计周期内医疗机构、部门住院患者静脉导管留置总日数（住院患者留置静脉导管长期医嘱跨越凌晨0点的次数）或总例数及发生堵管的例次数。

2. 根据统计数据计算静脉导管堵塞发生率。

静脉导管堵塞发生率检查表

部门　　　　　　　　　　　　　　　　　　　　　　年　　月　　日

<table>
<tr><td colspan="22">预防静脉导管堵塞相关护理措施</td></tr>
<tr><td rowspan="2">床号</td><td rowspan="2">姓名</td><td colspan="3">导管留置</td><td colspan="8">导管维护</td><td colspan="3">健康教育</td><td colspan="4">导管类型</td><td colspan="2">导管状态</td></tr>
<tr><td>不宜静脉瓣、关节处留置</td><td>成人不宜下肢穿刺留置</td><td>导管直径选择合理</td><td>经PVC输注药物前输入生理盐水确定导管在静脉内</td><td>PICC/CVC/PORT输注药物前抽回血确定导管在静脉内</td><td>巡视检查导管有无打折和扭曲</td><td>输入高浓度液体及化疗药后、配伍禁忌时及时彻底冲管</td><td>每次输液前后冲洗导管</td><td>PICC/CVC/PORT的冲管和封管注射器型号选择正确</td><td>冲管液选择合理、方法正确</td><td>封管液容量、方法正确</td><td>定期检查凝血功能</td><td>留置侧肢体避免受压及用力</td><td>防止导管打折</td><td>发现导管内回血通知护士</td><td>PVC</td><td>PICC</td><td>CVC</td><td>PORT</td><td>导管通畅</td><td>导管堵塞</td></tr>
<tr><td></td><td></td><td></td><td></td><td></td><td></td><td></td><td></td><td></td><td></td><td></td><td></td><td></td><td></td><td></td><td></td><td></td><td></td><td></td><td></td><td></td><td></td></tr>
<tr><td></td><td></td><td></td><td></td><td></td><td></td><td></td><td></td><td></td><td></td><td></td><td></td><td></td><td></td><td></td><td></td><td></td><td></td><td></td><td></td><td></td><td></td></tr>
<tr><td colspan="2">三级指标
落实率(%)</td><td></td><td></td><td></td><td></td><td></td><td></td><td></td><td></td><td></td><td></td><td></td><td></td><td></td><td></td><td></td><td></td><td></td><td></td><td></td><td></td></tr>
<tr><td colspan="2">二级指标
落实率(%)</td><td colspan="3">导管留置
落实率=(　)</td><td colspan="8">导管维护落实率=(　)</td><td colspan="3">健康教育
落实率=(　)</td><td colspan="6">导管共有(　　)条
导管堵塞(　)条</td></tr>
<tr><td colspan="2">一级指标
落实率(%)</td><td colspan="20">静脉导管堵塞发生率=留置静脉导管堵塞例次数÷静脉导管留置总例数×100%=(　)</td></tr>
<tr><td colspan="22">注:1. 护理措施落实在相应位置打“√”,护理措施未落实在相应位置打“×”。
2. 所有的护理措施落实率的计算均为:措施落实的项目总数÷查检项目总数×100%。
3. 导管类型、导管状态栏目填写相应数据。</td></tr>
</table>

检查人

静脉导管堵塞发生率统计表

时间（　　月/　　年）																
日期	PVC				PICC				CVC				PORT			
	原有数	新增	堵管管数	静脉导管堵塞发生率	原有数	新增	堵管管数	静脉导管堵塞发生率	原有数	新增	堵管管数	静脉导管堵塞发生率	原有数	新增	堵管管数	静脉导管堵塞发生率
合计																

四、静脉炎发病率

（一）定义

统计周期内发生静脉炎例次数占静脉导管留置总日数或总例数的比例。

（二）相关释义

静脉炎（phlebitis）是指静脉血管的炎症。临床表现为沿静脉通路部位疼痛、红斑、水肿、条纹或条索状形成，有时伴有畏寒、发热等全身症状。

（三）指标类型

指标类型为结果指标。

（四）指标改善

指标改善指比率下降。各级医疗机构静脉炎发病率与自身基线数据或同等级医院、区域、国家平均发病率相比，改善目标为发病率下降。

（五）计算公式

公式 1：$静脉炎发病率=\frac{统计周期内静脉炎发生例次数}{统计周期内静脉导管留置总日数}\times 1\,000‰$

公式 2：$静脉炎发病率=\frac{统计周期内静脉炎发生例次数}{统计周期内静脉导管留置总例数}\times 100\%$

分子：统计周期内静脉导管（外周静脉导管、中心静脉导管）发生静脉炎的例次数。

分母：统计周期内静脉导管留置总日数或总例数。

说明：在统计周期内，同一患者留置多个静脉导管，多次发生静脉炎按实际发生次数计算。如同一患者发生 2 次静脉炎，记录为 2 次；同一患者带有≥2 个静脉留置导管分别发生静脉炎，记录为 2 次。

（六）指标意义

1. 反映静脉导管工具评估及管理能力。
2. 通过指标监测，研究静脉炎发病率与护理人员认知能力和护理过程的关系。
3. 依据监测结果，分析相关因素，制定干预策略，降低静脉炎发病率。

（七）采集方法

1. 通过现场查看或计算机数据提取的方式，采集统计周期内医疗机构、部门住院患者静脉导管留置总日数（住院患者留置静脉导管长期医嘱跨越凌晨0点的次数）或总例数及发生静脉炎的例次数。

2. 根据统计数据计算静脉炎发病率。

静脉炎发病率检查表

部门　　　　　　　　　　　　　　　　　　　　　　　　　　年　　月　　日

<table>
<tr><td colspan="25">预防静脉炎相关护理措施</td></tr>
<tr><td rowspan="2">床号</td><td rowspan="2">姓名</td><td colspan="5">导管留置</td><td colspan="7">导管维护</td><td colspan="2">健康教育</td><td colspan="4">导管类型</td><td colspan="5">静脉炎分级</td></tr>
<tr><td>遵守无菌操作技术原则</td><td>导管通道选择正确</td><td>导管型号选择正确</td><td>不宜关节部位穿刺置管</td><td>消毒剂自然待干后穿刺</td><td>接触导管前后手卫生</td><td>每日观察局部情况及导管留置必要性</td><td>输入高浓度液体及刺激性药物及时彻底冲管</td><td>静脉输液微粒/颗粒经有效过滤</td><td>穿刺部位敷料更换时机正确</td><td>定期更换输液附加装置</td><td>及时拔除静脉导管</td><td>穿刺侧肢体避免剧烈活动</td><td>局部发红、肿胀、疼痛告知护士</td><td>PVC</td><td>PICC</td><td>CVC</td><td>PORT</td><td>0</td><td>Ⅰ</td><td>Ⅱ</td><td>Ⅲ</td><td>Ⅳ</td></tr>
<tr><td></td><td></td><td></td><td></td><td></td><td></td><td></td><td></td><td></td><td></td><td></td><td></td><td></td><td></td><td></td><td></td><td></td><td></td><td></td><td></td><td></td><td></td><td></td><td></td><td></td></tr>
<tr><td></td><td></td><td></td><td></td><td></td><td></td><td></td><td></td><td></td><td></td><td></td><td></td><td></td><td></td><td></td><td></td><td></td><td></td><td></td><td></td><td></td><td></td><td></td><td></td><td></td></tr>
<tr><td colspan="2">三级指标落实率(%)</td><td></td><td></td><td></td><td></td><td></td><td></td><td></td><td></td><td></td><td></td><td></td><td></td><td></td><td></td><td></td><td></td><td></td><td></td><td></td><td></td><td></td><td></td><td></td></tr>
<tr><td colspan="2">二级指标落实率(%)</td><td colspan="5">导管留置落实率=(　)</td><td colspan="7">导管维护落实率=(　)</td><td colspan="2">健康教育落实率=(　)</td><td colspan="9">静脉导管留置(　　)例
静脉炎发生(　　)例</td></tr>
<tr><td colspan="2">一级指标落实率(%)</td><td colspan="23">静脉炎发病率=静脉炎发生例次数÷静脉导管留置总例数×100%=(　)</td></tr>
<tr><td colspan="25">注:1. 护理措施落实在相应位置打“√”,护理措施未落实在相应位置打“×”。
2. 所有的护理措施落实率的计算均为:措施落实的项目总数÷查检项目总数×100%。
3. 导管类型、静脉炎分级栏目填写相应数据。</td></tr>
</table>

检查人

静脉炎发病率统计表

时间（　　月/　　年）

日期	PVC								PICC								CVC								PORT							
	原有数	新增	静脉炎发病数					静脉炎发病率	原有数	新增	静脉炎发病数					静脉炎发病率	原有数	新增	静脉炎发病数					静脉炎发病率	原有数	新增	静脉炎发病数					静脉炎发病率
			0	Ⅰ	Ⅱ	Ⅲ	Ⅳ				0	Ⅰ	Ⅱ	Ⅲ	Ⅳ				0	Ⅰ	Ⅱ	Ⅲ	Ⅳ				0	Ⅰ	Ⅱ	Ⅲ	Ⅳ	
合计																																

五、药物渗出/外渗发病率

（一）定义

统计周期内，患者静脉治疗过程中发生非腐蚀性或腐蚀性药液进入静脉管腔以外周围组织的次数与静脉导管留置总日数的比例。

（二）相关释义

药物渗出（infiltuation of druy）是指在静脉输液过程中，非腐蚀性药物进入静脉管腔以外的周围组织。

药物外渗（extravasation of druy）是指在输液过程中，腐蚀性药物进入静脉管腔以外的周围组织。

（三）指标类型

指标类型为结果指标。

（四）指标改善

指标改善指比率下降，各级医疗机构药物渗出/外渗发病率与自身基线数据或同等级医院、区域、国家平均发病率相比，改善目标为发病率下降。

（五）计算公式

公式1：

$$\text{药物渗出/外渗发病率}=\frac{\text{统计周期内静脉导管发生药物渗出/外渗的次数}}{\text{统计周期内静脉导管留置总日数}}\times 1\,000‰$$

公式2：

$$\text{药物渗出/外渗发病率}=\frac{\text{统计周期内静脉导管发生药物渗出/外渗的次数}}{\text{统计周期内静脉导管留置总例数}}\times 100\%$$

分子：统计周期内，静脉导管发生药物渗出/外渗的次数。

分母：统计周期内，静脉导管留置的总日数或总例数。

说明：在统计周期内，同一患者留置多个静脉导管，多次发生药物渗出/外渗按实际发生次数计算。如同一患者发生2次药物渗出/外渗，记录为2次；同一患者带有≥2个静脉留置导管分别发生药物渗出/外渗，记录为2次。

（六）指标意义

1. 反映静脉导管工具评估及管理能力。

2. 通过指标监测，研究药物渗出/外渗发病率与护理人员识别评估药物渗出/外渗能力和护理过程的关系。

3. 依据监测结果，分析相关因素，制定干预策略，降低药物渗出/外渗发病率。

（七）采集方法

1. 通过现场查看或计算机数据提取的方式，采集统计周期内医疗机构、部门住院患者静脉导管留置总日数（住院患者留置静脉导管长期医嘱跨越凌晨0点的次数）或总例数及发生药物渗出/外渗的次数。

2. 根据统计数据计算药物渗出/外渗发病率。

药物渗出/外渗发病率检查表

部门　　　　　　　　　　　　　　　　年　　月　　日

预防药物渗出/外渗相关护理措施																											
床号	姓名	导管使用										导管维护					健康教育		导管类型				渗出/外渗分级				
		导管材质选择正确	导管型号选择正确	血管通路选择正确	穿刺部位选择正确	穿刺操作规范	敷贴/敷料选择合理	导管固定规范	血管活性药物通路使用规范	抗肿瘤药物通路使用规范	刺激性药物通路使用规范	敷贴/敷料更换时机正确	敷贴/敷料更换操作规范	冲管/封管时机合理	冲管/封管操作规范	导管更换时机正确	局部疼痛肿胀告知护士	患者活动符合要求	PVC	PICC	CVC	PORT	0	Ⅰ	Ⅱ	Ⅲ	Ⅳ
三级指标落实率(%)																											
二级指标落实率(%)		导管使用落实率=( )										导管维护落实率=( )					健康教育落实率=( )		静脉导管留置( )例 药物渗出/外渗发生( )次								
一级指标落实率(%)		药物渗出/外渗发病率=静脉导管发生药物渗出/外渗的次数÷静脉导管留置总例数×100%=( )																									

注:1. 护理措施落实在相应位置打“√”,护理措施未落实在相应位置打“×”。

2. 所有的护理措施落实率的计算均为:措施落实的项目总数÷查检项目总数×100%。

3. 导管类型、渗出/外渗分级栏目填写相应数据。

检查人

药物渗出/外渗发病率统计表

时间（　　月/　　年）

日期	PVC								PICC								CVC								PORT							
	原有数	新增	渗出/外渗发生数					药物渗出/外渗发病率	原有数	新增	渗出/外渗发生数					药物渗出/外渗发病率	原有数	新增	渗出/外渗发生数					药物渗出/外渗发病率	原有数	新增	渗出/外渗发生数					药物渗出/外渗发病率
			0	Ⅰ	Ⅱ	Ⅲ	Ⅳ				0	Ⅰ	Ⅱ	Ⅲ	Ⅳ				0	Ⅰ	Ⅱ	Ⅲ	Ⅳ				0	Ⅰ	Ⅱ	Ⅲ	Ⅳ	
合计																																

六、中心导管相关血流感染发病率

（一）定义

统计周期内，中心导管相关血流感染发生例次数与中心导管留置总日数的比例。

（二）相关释义

中心导管相关血流感染（central related blood stream infection，CRBSI），是指留置中心导管期间或拔除中心导管 48 h 内患者出现菌血症或真菌血症，并伴有发热（>38 ℃）、寒战或低血压等感染表现，除血管导管外没有其他明确的感染源。

（三）指标类型

指标类型为结果指标。

（四）指标改善

指标改善指比率下降。各级医疗机构中心导管相关血流感染发病率与自身基线数据或同等级医院、区域、国家平均发病率相比，改善目标为发病率下降。

（五）计算公式

$$\text{中心导管相关血流感染发病率}=\frac{\text{统计周期内中心导管相关血流感染例次数}}{\text{统计周期内中心导管留置总日数}}\times 1\,000‰$$

分子：统计周期内，发生中心导管相关血流感染例次数。

分母：统计周期内，中心导管留置的总日数。

说明：在统计周期内，同一患者每发生 1 次中心导管相关血流感染记录为 1 次。

（六）指标意义

1. 反映中心导管维护及管理能力。

2. 通过指标监测，研究中心导管相关血流感染发病率与护理措施落实情况和护理过程的关系。

3. 依据监测结果，分析相关因素，制定干预策略，降低中心导管相关血流感染发病率。

（七）采集方法

1. 通过现场查看或计算机数据提取的方式，采集统计周期内医疗机构、部门住院患者中心导管留置总日数（住院患者留置静脉中心导管长期医嘱跨越凌晨0点的次数）或总例数及发生中心导管相关血流感染的例次数。

2. 根据统计数据计算中心导管相关血流感染发病率。

中心导管相关血流感染发病率检查表

部门　　　　　　　　　　　　　　　　　　　　　　　　年　　月　　日

<table>
<tr><td colspan="25">预防中心导管相关血流感染相关护理措施落实率</td></tr>
<tr><td rowspan="2">床号</td><td rowspan="2">姓名</td><td colspan="6">导管留置</td><td colspan="8">导管维护</td><td colspan="3">健康教育</td><td colspan="4">导管类型</td><td colspan="2">导管状态</td></tr>
<tr><td>接触导管前后手卫生规范</td><td>遵守无菌技术操作原则</td><td>各种穿刺操作执行最大无菌化</td><td>消毒剂选择正确</td><td>消毒面积及消毒方法正确</td><td>导管位置适宜</td><td>每日评估导管留置必要性</td><td>每日评估穿刺局部</td><td>操作执行手卫生及最大无菌化</td><td>消毒面积及消毒方法正确</td><td>敷贴/敷料更换操作时机及方法规范</td><td>冲管/封管操作规范</td><td>使用专用护理包</td><td>附加装置更换时机、方法规范</td><td>局部红肿热疼报告护士</td><td>不明原因发热报告</td><td>患者活动符合要求</td><td>PVC</td><td>PICC</td><td>CVC</td><td>PORT</td><td>正常使用</td><td>发生CRBSI</td></tr>
<tr><td></td><td></td><td></td><td></td><td></td><td></td><td></td><td></td><td></td><td></td><td></td><td></td><td></td><td></td><td></td><td></td><td></td><td></td><td></td><td></td><td></td><td></td><td></td><td></td><td></td></tr>
<tr><td></td><td></td><td></td><td></td><td></td><td></td><td></td><td></td><td></td><td></td><td></td><td></td><td></td><td></td><td></td><td></td><td></td><td></td><td></td><td></td><td></td><td></td><td></td><td></td><td></td></tr>
<tr><td></td><td></td><td></td><td></td><td></td><td></td><td></td><td></td><td></td><td></td><td></td><td></td><td></td><td></td><td></td><td></td><td></td><td></td><td></td><td></td><td></td><td></td><td></td><td></td><td></td></tr>
<tr><td colspan="2">三级指标
落实率(%)</td><td></td><td></td><td></td><td></td><td></td><td></td><td></td><td></td><td></td><td></td><td></td><td></td><td></td><td></td><td></td><td></td><td></td><td></td><td></td><td></td><td></td><td></td><td></td></tr>
<tr><td colspan="2">二级指标
落实率(%)</td><td colspan="6">导管留置落实率=(　)</td><td colspan="8">导管维护落实率=(　)</td><td colspan="3">健康教育
落实率=(　)</td><td colspan="6">静脉导管留置总(　　)日
导管血流感染发生(　　)次</td></tr>
<tr><td colspan="2">一级指标
落实率(%)</td><td colspan="23">中心导管相关血流感染发病率=中心导管相关血流感染例次数÷中心导管留置总日数×1 000‰=(　)</td></tr>
<tr><td colspan="25">注:1. 护理措施落实在相应位置打“√”,护理措施未落实在相应位置打“×”。
2. 所有的护理措施落实率的计算均为:措施落实的项目总数÷查检项目总数×100%。
3. 导管类型、导管状态栏目填写相应数据。</td></tr>
</table>

检查人

中心导管相关血流感染发病率统计表

时间（　　月/　　年）												
日期	PICC				CVC				PORT			
	原有导管	新增导管	发生CRBSI数	中心导管相关血流感染发病率	原有导管	新增导管	发生CRBSI数	中心导管相关血流感染发病率	原有导管	新增导管	发生CRBSI数	中心导管相关血流感染发病率
合计												

第五章　静脉护理技术操作规程及评分标准

一、药物配制

药物配制的操作规程及评分标准见表5－1。

表5－1　药物配制的操作规程及评分标准

项目	操作规程	分值
准备质量15分	1. 人员要求：衣帽整洁、洗手、戴口罩。	3
	2. 环境评估：环境整洁、安静、光线充足，符合无菌操作、职业防护要求。	3
	3. 物品准备：治疗车、无菌盘、注射药物、皮肤消毒剂、速干手消毒剂、无菌注射器（根据药液量选择）、棉棒、输液贴、垫巾、治疗卡、弯盘、砂轮、锐器盒。用物齐全，摆放有序，符合无菌技术操作原则。	6
	4. 检查无菌物品有效期。	3
操作质量70分	1. 认真核对医嘱及药物配伍禁忌表，洗手。	5
	2. 检查药品质量及有效期、批号，药瓶是否破损，药液是否混浊、沉淀、变质及絮状物。	8
	3. 再次核对药物名称，检查一次性注射器有效期，包装是否完好。	8
	4. 打开注射器，连接针头，排净注射器内空气。	8
	5. 贴瓶签，打开瓶盖，消毒瓶塞，待干。	7
	6. 消毒药瓶开口，抽取溶剂注入药瓶后，适量回抽空气。	10
	7. 有负压的安瓿，抽药前注射器注入适量空气后再回抽。	8
	8. 配制完成后，药瓶上注明配置时间及配药者签名，备用。	8
	9. 医疗废物分类规范处置，洗手。	8
终末质量15分	1. 严格执行无菌技术操作原则，操作熟练。	3
	2. 药物溶解充分，抽吸干净，不浪费药液。	3
	3. 准确计算药物剂量，配制方法正确。	4
	4. 药物现配现用，以免长时间放置而降低效价。	5

二、静脉注射

静脉注射操作规程及评分标准见表5－2。

表5－2　静脉注射操作规程及评分标准

项目	操作规程	分值
准备质量15分	1. 人员要求：衣帽整洁，洗手，戴口罩。	3
	2. 环境评估：环境整洁、安静、光线充足，符合无菌操作、职业防护要求。	5
	3. 物品准备：治疗车、无菌盘、注射药物、棉棒、皮肤消毒剂、速干手消毒剂、无菌注射器（根据药液量选择）、输液针头、输液胶贴、医用胶带、垫巾、治疗卡、砂轮或启瓶器、止血带、弯盘、锐器盒。	5
	4. 检查无菌物品有效期。	2
操作质量70分	1. 将用物携至患者床旁，核对床号、姓名，向患者说明目的及配合方法。	10
	2. 核对治疗单，检查药物名称、浓度、剂量、有效期、用法、时间及药液质量。	5
	3. 卫生手消毒，准备输液贴，协助患者取合适卧位，选择血管，评估穿刺部位皮肤及血管，铺垫巾，放好止血带。	5
	4. 消毒穿刺部位皮肤，以穿刺点为中心环形消毒，面积≥5 cm×5 cm。	6
	5. 系止血带，再次消毒。	4
	6. 再次核对，将注射器与输液针头连接紧密，排尽注射器内空气。	4
	7. 穿刺：嘱患者握拳，以左手拇指绷紧静脉下端皮肤，使其固定，针头斜面向上，与皮肤成15°~30°，自静脉上方或侧方刺入皮肤，再沿静脉方向滑行刺入，见回血后再进针少许。松开止血带，嘱患者松拳，固定针头，缓慢注射药液。过程中要试抽回血，以检查针头是否仍在静脉内，观察局部有无疼痛、肿胀，注射过程中询问患者有无不适。	15
	8. 注射完毕，迅速拔出针头，按压穿刺点3~5 min，观察有无出血。	5
	9. 再次核对，整理床单位，告知注意事项。	6
	10. 协助患者取舒适卧位，整理用物。	6
	11. 洗手，在治疗卡上签字、记录。	4
终末质量15分	1. 严格执行无菌技术操作原则及查对制度。	5
	2. 操作中做到以患者为中心，保证患者安全。	3
	3. 操作熟练，注意安全，避免发生针刺伤。	3
	4. 垃圾分类放置，终末处理符合要求。	4

三、静脉采血

静脉采血操作规程及评分标准见表5－3。

表5－3　静脉采血操作规程及评分标准

项目	操作规程	分值
准备质量15分	1. 人员要求：衣帽整洁，洗手，戴口罩。	3
	2. 环境评估：环境整洁、安静、光线充足，符合无菌操作、职业防护要求。	4
	3. 物品准备：治疗车、无菌盘、无菌治疗巾、棉棒、皮肤消毒剂、速干手消毒剂、止血带、弯盘、清洁手套、一次性真空采血器（或根据采血量备无菌注射器）、锐器盒、试管架，根据医嘱备标本容器。将用物按使用顺序置于治疗车上。	5
	4. 检查无菌物品有效期。核对检验单、标本容器，贴化验单条码标签，按要求填写各项内容，检查标本容器是否完好。	3
操作质量70分	1. 将用物携至患者床旁，核对床号、姓名，向患者说明目的及配合方法，询问患者是否按要求进行采血前准备（是否空腹等）。	6
	2. 再次核对检验单、标本容器，并协助患者取合适体位。	5
	3. 评估穿刺部位皮肤与血管情况，卫生手消毒（感染患者戴清洁手套），选择合适的穿刺静脉，铺垫巾，放好止血带。	6
	4. 消毒穿刺部位皮肤，在穿刺点上方系止血带，再次消毒穿刺部位皮肤，面积≥5 cm×5 cm。	5
	5. 采集血标本： （1）真空采血针穿刺采血时，根据采血要求选择合适的静脉和真空采血试管，穿刺成功后，按顺序依次连接真空采血试管，采血完毕后分离采血针。 （2）注射器直接采血时，穿刺角度准确，按要求采集充足血量，采集血液后需取下针头，将血液沿管壁缓慢注入，轻轻转动试管，防止血液凝固，避免剧烈振荡。 （3）经静脉导管采血时，外周静脉导管仅在置入时可以采血；中心静脉导管抽取血标本后需使用生理盐水注射器冲洗干净导管内的残留血液。	30
	6. 采血毕，嘱患者松拳，放松止血带，迅速拔出针头，用干棉棒按压穿刺点1～2 min。	6
	7. 再次核对，协助患者取舒适卧位，整理用物，规范洗手。标本连同检验单及时送验。	6
	8. 整理用物，洗手，必要时记录采血时间、采血量。	6

续表

项目	操作规程	分值
终末质量15分	1. 严格执行无菌技术操作原则及查对制度。 2. 操作中做到以患者为中心，保证患者安全。 3. 操作熟练，注意安全，避免发生针刺伤。 4. 采集方法、血量及时间正确，按时送检。 5. 标本留取容器及方法正确。 6. 特殊标本在化验单上注明采集时间。	2 2 2 3 3 3

四、密闭式静脉输液

密闭式静脉输液操作规程及评分标准见表5－4。

表5－4　密闭式静脉输液操作规程及评分标准

项目	操作规程	分值
准备质量15分	1. 人员要求：衣帽整洁，洗手，戴口罩。 2. 环境评估：环境整洁、安静、光线充足，符合无菌操作、职业防护要求。 3. 物品准备：治疗车、无菌盘、棉棒、一次性输液器、药液、输液针头、皮肤消毒剂、速干手消毒剂、输液胶贴、医用胶带、止血带、输液卡、瓶签、医嘱执行单、弯盘、手表、笔、垫巾、锐器盒，必要时备夹板、绷带。用物齐全，摆放有序，符合无菌技术操作原则。 4. 检查无菌物品有效期。检查液体有无沉淀、混浊、变质，有无絮状物，瓶口有无松动、裂缝等。	2 3 5 5
操作质量70分	1. 将用物携至患者床旁，核对床号、姓名，再次查对。 2. 告知患者输液目的、方法及配合要点，取得合作。 3. 询问患者有无需求，协助取舒适卧位，卫生手消毒。 4. 根据输注液体的时间、性质、剂量，正确选择评估血管及穿刺部位皮肤，铺垫巾，放止血带。 5. 卫生手消毒，准备输液贴。 6. 再次核对，确认患者身份及药物无误。挂输液瓶于架上，一次性排尽输液管内空气，调节器阻断液体。 7. 常规消毒注射部位皮肤，待干。 8. 系止血带，再次消毒穿刺部位皮肤，面积≥5 cm×5 cm。 9. 嘱患者握拳使静脉充盈。 10. 再次检查输液管下段，确认无气泡，排出少许液体，取下针帽。	5 5 3 3 2 3 2 3 2 4

续表

项目	操作规程	分值
操作质量70分	11. 绷紧皮肤，成功穿刺，见回血后压低角度再进针少许（穿刺失败不得分）。	10
	12. 松开止血带，嘱患者松拳，打开调节器。	3
	13. 观察滴注通畅、局部无渗液后，固定针头。	3
	14. 再次查对，调节滴速，填写输液卡。	3
	15. 告知患者注意事项，将呼叫器放于患者可及位置。	5
	16. 整理用物及患者床单位，洗手。	3
	17. 输液完毕，关闭输液调节器，去除输液贴，用棉棒按压穿刺点上方，拔除一次性输液钢针，按压穿刺点 1 ~ 2 min。	5
	18. 清理用物，医疗废物按要求处置。	3
	19. 洗手，按要求记录。	3
终末质量15分	1. 严格执行无菌技术操作原则及查对制度。	4
	2. 操作中做到以患者为中心，保证患者安全。	3
	3. 操作熟练，注意安全，避免发生针刺伤。	3
	4. 滴速符合要求，滴注通畅，局部无肿胀、渗漏。	3
	5. 医疗废物分类放置，终末处理符合要求。	2

五、抗肿瘤药物静脉输注

抗肿瘤药物静脉输注操作规程及评分标准见表 5 – 5。

表 5 – 5　抗肿瘤药物静脉输注操作规程及评分标准

项目	操作规程	分值
准备质量15分	1. 人员要求：衣帽整洁，洗手，戴口罩。	2
	2. 环境评估：环境整洁、安静、光线充足，符合无菌操作、职业防护要求。	3
	3. 物品准备：治疗车、无菌盘、棉棒、一次性输液器或精密输液器、药液、生理盐水注射器、皮肤消毒剂、速干手消毒剂、医用胶带、输液胶贴、止血带、输液卡、瓶签、医嘱执行单、弯盘、手表、笔、垫巾、锐器盒、薄膜手套、橡胶手套、抗肿瘤药物溢出包（含无菌手套、医用棉垫、弯盘、口罩、帽子、鞋套、护目镜、防护面罩、一次性手术衣、医疗废物处置袋等），必要时备夹板、绷带。用物齐全，摆放有序，符合无菌技术操作原则。	5
	4. 检查无菌物品有效期。核对输液卡，检查液体有无沉淀、混浊、变质，有无絮状物，瓶口有无松动、裂缝等。	5

续表

项目	操作规程	分值
操作质量70分	1. 将用物携至患者床旁，核对床号、姓名，再次查对。	5
	2. 告知患者输液目的、方法及配合要点，取得合作。	5
	3. 询问患者有无需求并协助解决，协助患者取舒适卧位，卫生手消毒。	2
	4. 挂生理盐水注射液于输液架上，一次性排尽输液器管腔内空气，调节器阻断液体。	5
	5. 评估静脉留置导管功能通畅，观察局部无异常。	3
	6. 消毒输液接头或肝素帽，全方位摩擦≥15 s。	5
	7. 连接生理盐水注射器或一次性预充式导管冲洗器冲管。	5
	8. 再次核对患者身份及药物。	5
	9. 检查输液管下段，确认无气泡，排出少许液体后，连接静脉留置导管。	3
	10. 观察滴注通畅后，固定输液导管。	2
	11. 更换抗肿瘤药物液体瓶前，戴双层防护手套，再次确认液体滴注通畅，局部无外渗后，准确调节滴速。	5
	12. 再次核对患者身份及药物，填写输液卡。	3
	13. 向患者告知注意事项，将呼叫器放于患者可及位置。	2
	14. 整理用物及患者床单位，洗手。	3
	15. 抗肿瘤药物输注结束后，需用生理盐水或葡萄糖注射液冲洗输液器管腔内药液。	5
	16. 输液完毕，关闭输液调节器，去除输液胶贴，分离输液器与静脉留置导管。	5
	17. 用生理盐水或一次性预充式导管冲洗器脉冲式冲管，正压封管。	3
	18. 清理用物，按医疗废物处理原则处理。	2
	19. 洗手，按要求记录。	2
终末质量15分	1. 严格执行无菌技术操作原则及查对制度。	4
	2. 操作中做到以患者为中心，保证患者安全。	3
	3. 操作熟练，注意安全，避免发生针刺伤。	3
	4. 滴速符合要求，输注通畅，局部无肿胀、渗漏。	3
	5. 医疗废物分类放置，终末处理符合要求。	2

六、输液泵的使用

输液泵的使用操作规程及评分标准见表5－6。

表5－6　输液泵的使用操作规程及评分标准

项目	操作规程	分值
准备质量15分	1. 人员要求：衣帽整洁，洗手，戴口罩。	2
	2. 环境评估：环境整洁、安静、光线充足，符合无菌操作、职业防护要求。	3
	3. 物品准备：治疗车、无菌盘、输液器、速干手消毒剂、医用胶带、输液卡、注射卡、笔、手表、输液泵、配电盘。根据医嘱准备药液。	5
	4. 检查无菌物品有效期。	5
操作质量70分	1. 将用物携至患者床旁，核对床号、姓名，再次查对。	5
	2. 向患者解释操作目的及方法，询问患者需求并协助解决，取得患者合作，协助其取舒适体位。	5
	3. 将输液泵固定在输液架上，接通电源，打开电源开关，检查输液泵性能。	5
	4. 将液体挂于输液架上，再次核对、排气、关闭调节器。	3
	5. 评估注射部位皮肤及血管情况，卫生手消毒。	5
	6. 将输液器与留置导管连接，打开输液泵电源总开关，将输液器莫非滴管下段正确安装在输液泵的管道槽中，关闭泵门。	10
	7. 遵医嘱设定输液量、输液速度及其他所需参数。	10
	8. 核对治疗卡，检查输液器无气泡。	3
	9. 确认输液泵设置无误后，按开始键，按设定速度泵入，启动输液。	2
	10. 核对治疗卡，填写输液卡并挂于输液架上，告知患者不可随意调节输液泵按钮。	5
	11. 显示屏闪烁提示输液结束时，及时按停止键，停止输液；按开关键，关闭输液泵，开启泵门，去除输液器管路，关闭输液泵全部开关。	10
	12. 整理用物及患者床单位，告知注意事项。	2
	13. 按要求处理医疗废物，输液泵规范清洁备用。	3
	14. 洗手，记录。	2
终末质量15分	1. 严格执行无菌技术操作原则及查对制度。	4
	2. 操作中做到以患者为中心，保证患者安全。	2
	3. 操作熟练，注意安全，避免发生针刺伤。	2
	4. 输液泵参数调节正确，输注通畅，局部无肿胀、渗漏。	3
	5. 随时查看输液泵的工作状态，及时排除报警故障。	2
	6. 对输液泵进行终末处置，使其处于完好状态备用。	2

七、微量注射泵的使用

微量注射泵的使用操作规程及评分标准见表5－7。

表5－7　微量注射泵的使用操作规程及评分标准

项目	操作规程	分值
准备质量15分	1. 人员要求：衣帽整洁，洗手，戴口罩。	2
	2. 环境评估：环境整洁、安静、光线充足，符合无菌操作、职业防护要求。	3
	3. 物品准备：治疗车、无菌盘、延长管、速干手消毒剂、医用胶带、输液卡、注射卡、笔、手表、微量注射泵、配电盘。根据医嘱准备药液，并注明药液名称及浓度。	5
	4. 检查无菌物品有效期。	5
操作质量70分	1. 将用物携至患者床旁，核对床号、姓名，再次查对。	5
	2. 向患者解释操作目的及方法，询问患者需求并协助解决，取得患者合作，协助其取舒适体位。	5
	3. 固定微量注射泵，接通电源，打开电源开关，检查微量注射泵性能。	5
	4. 连接微量注射器与延长管，排尽空气，根据医嘱设置注射速度和注射时间。	15
	5. 核对患者身份及药物正确无误。	5
	6. 将固定在微量注射泵上的注射器延长管与留置导管连接，打开泵开关，按设定速度开始注射药液，注意随时观察患者的反应和药液输入情况。	7
	7. 告知患者不可随意调节微量注射泵按钮，整理床单位。	4
	8. 核对治疗卡及泵入速度，并记录。	4
	9. 药液注射完毕，按停止键。	3
	10. 拔针按压穿刺点/分离留置导管。	3
	11. 关闭微量注射泵，取下注射器，切断电源。	3
	12. 整理床单位，医疗废物规范处理。	4
	13. 整理用物，规范处理注射泵，并处于备用状态。	5
	14. 洗手，必要时记录。	2
终末质量15分	1. 严格执行无菌技术操作原则及查对制度。	4
	2. 操作中做到以患者为中心，保证患者安全。	2
	3. 操作熟练，注意安全，避免发生针刺伤。	2
	4. 注射泵参数调节正确，输注通畅，局部无肿胀、渗漏。	3
	5. 随时查看微量注射泵的工作状态，及时排除报警故障。	2
	6. 对微量注射泵进行终末处置，使其处于完好状态备用。	2

八、密闭式静脉输血

密闭式静脉输血操作规程及评分标准见表5－8。

表5－8　密闭式静脉输血操作规程及评分标准

项目	操作规程	分值
准备质量15分	1. 人员要求：衣帽整洁，洗手，戴口罩。	2
	2. 环境评估：环境整洁、安静、光线充足，符合无菌操作、职业防护要求。	3
	3. 物品准备：治疗车、无菌盘、棉棒、一次性输血器、皮肤消毒剂、生理盐水注射器或一次性预充式导管冲洗器、止血带、弯盘、垫巾、输液胶贴、医用胶带、速干手消毒剂、输液卡，手套、输血申请单、输液巡视卡、必要时备夹板、绷带、锐器盒；根据医嘱及配血单备血、生理盐水注射液。将用物按使用顺序摆放在治疗车上，并符合要求。	6
	4. 检查无菌物品有效期。双人执行三查八对。	4
操作质量70分	1. 将用物携至患者床旁，核对床号、姓名，再次查对。	5
	2. 向患者解释操作目的及方法，了解患者有无输血史及不良反应，必要时遵医嘱给予抗组胺或类固醇药物。询问患者需求并协助解决，协助其取舒适体位。	5
	3. 选择血管，穿刺部位下铺垫巾，评估穿刺部位皮肤及血管弹性，放止血带，卫生手消毒或戴手套，准备输液贴。	4
	4. 将生理盐水注射液倒挂于输液架上，连接输血器排气后，备用。	5
	5. 按密闭式静脉输液技术建立静脉通路，先输入少量生理盐水。	5
	6. 输血前再次由双人进行核对，将储血袋挂于输液架上。	3
	7. 待液体滴入通畅后，再次核对配血单及血液，确定无误后轻轻将血液摇匀，打开储血袋封口，常规消毒，将输血器针头插入储血袋的输血接口。	10
	8. 调节滴速，根据不同血制品输注要求，缓慢滴入，观察15 min无反应后，再根据病情及年龄调节滴速（成人40～60滴/分，儿童酌减）。	10
	9. 再次核对，填写输液巡视卡。	2
	10. 告知患者或家属注意事项，整理床单位，将呼叫器放于患者可触及的位置。	5
	11. 整理用物，洗手、记录。	3
	12. 输血完毕，用生理盐水彻底冲洗输血器，拔除输液针头或分离输血器与留置导管，脉冲式冲管，正压封管。	5
	13. 整理用物，规范处理医疗废物。	5
	14. 洗手，按要求记录。	3
终末质量15分	1. 严格执行无菌技术操作原则及查对制度。	3
	2. 输血一次成功，无血液浪费。	2
	3. 关心患者，用血知识宣教到位，沟通有效。	3

续表

项目	操作规程	分值
终末质量15分	4. 操作熟练，注意安全，避免发生针刺伤。	3
	5. 滴速符合要求，输入通畅，局部无肿胀、渗漏。	2
	6. 医疗废物分类放置，终末处理符合要求。	2

九、成人外周静脉留置针穿刺术

成人外周静脉留置针穿刺术操作规程及评分标准见表5－9。

表5－9　成人外周静脉留置针穿刺术操作规程及评分标准

项目	操作规程	分值
准备质量15分	1. 人员要求：衣帽整洁，洗手，戴口罩。	3
	2. 环境评估：环境整洁、安静、光线充足，符合无菌操作、职业防护要求。	3
	3. 物品准备： （1）治疗车上层：无菌盘、皮肤消毒剂、棉棒、止血带、静脉留置针2支、透明敷贴2张、含生理盐水5 mL注射器或预冲液1支、输液胶贴2个、无针输液接头或肝素帽1个、医用胶带1卷、速干手消毒剂、弯盘、垫巾、笔、医嘱执行单。必要时备弹力绷带和辅助固定装置。 （2）治疗车下层：锐器盒、止血带回收盒、内置黄色垃圾袋的污物桶。	6
	4. 检查无菌物品有效期。	3
操作质量70分	1. 携带用物至患者床旁，核对患者床号、姓名（反问式提问）、腕带。	5
	2. 向患者说明操作目的、方法及配合要点；询问过敏史及是否排便，协助患者取舒适体位。	4
	3. 卫生手消毒，打开透明敷贴最外层包装，备胶带。	3
	4. 选择静脉：①宜选择粗直、弹性好、血流丰富的上肢静脉；②避开静脉瓣、关节部位以及有瘢痕、炎症、硬结的静脉。在满足患者输液治疗需要的前提下，尽量选择最细、最短的导管。穿刺部位下铺小垫巾，放好止血带。	3
	5. 卫生手消毒或戴手套，消毒穿刺部位：使用2%葡萄糖酸氯己定消毒棉棒以穿刺点为中心，来回往复摩擦消毒皮肤30 s；或含碘消毒棉棒，以穿刺点为中心，由内向外螺旋消毒皮肤；成人面积≥8 cm×8 cm，自然待干。	5
	6. 取出留置针，水平方向左右旋转针芯，与生理盐水注射器连接，针尖向下排出液体少许。	4
	7. 距穿刺点8～10 cm处扎止血带，尾端向上，同法再次消毒穿刺部位，时间不超过2 min。	3

续表

项目	操作规程	分值
操作质量70分	8. 确保患者身份无误，嘱患者握拳，左手绷紧皮肤，右手持留置针以15°~30°在血管上方直刺静脉，见回血后降低至5°~10°平行向前进针2~3 mm。左手持“Y”形连接口固定，右手后撤针芯0.5 cm，右手绷紧皮肤，左手将导管送入血管内。	10
	9. 抽回血确认导管在血管内，嘱患者松拳，注射生理盐水或一次性预充式导管冲洗液1~2 mL，通畅、无渗出为穿刺成功。	5
	10. 穿刺成功，左手固定导管座，右手撤出针芯弃于锐器盒内。	3
	11. 打开透明敷贴，以穿刺点为中心妥善固定：无张力垂放（单手持膜），透明敷贴中央对准穿刺点，放置透明敷贴，固定留置针。 固定手法：①先捏：捏导管座，进行塑形；②再抚：抚平整块透明敷贴；③后压：边撕边按压透明敷贴边缘。	5
	12. 固定延长管：将输液接头/肝素帽向心端成U形固定，高于导管尖端，与血管平行，Y形接口向外。记录穿刺日期、时间和操作者签名。	5
	13. 反问式查对无误，脉冲式冲管后正压封管或连接液体，撤去垫巾和止血带。	5
	14. 告知患者导管留置期间的注意事项。	4
	15. 整理床单位，协助患者取舒适体位。	3
	16. 整理用物，洗手，记录。	3
终末质量15分	1. 严格执行无菌技术操作原则及查对制度。	5
	2. 操作中做到以患者为中心，保证患者安全。	5
	3. 操作熟练，注意安全，避免发生针刺伤。	3
	4. 安全留置，妥善固定。	2

十、肠外营养

肠外营养的操作规程及评分标准见表5-10。

表5-10 肠外营养的操作规程及评分标准

项目	操作规程	分值
准备质量15分	1. 人员要求：衣帽整洁，洗手，戴口罩。	2
	2. 环境评估：环境整洁、安静、光线充足，符合无菌操作、职业防护要求。	3
	3. 用物准备：治疗车、无菌盘、皮肤消毒剂、医用胶带、棉棒、弯盘、输液器、注射器、输液卡、巡视卡、肠外营养输注管标签、手表、笔、速干手消毒剂、生理盐水，按医嘱准备营养液。	6
	4. 检查无菌物品有效期。	4

续表

项目	操作规程	分值
操作质量70分	1. 携用物至患者床旁，核对患者床号、姓名（反问式提问）、腕带。评估患者病情、意识、合作程度、营养状况，并向患者说明操作的目的、方法及配合要点，询问患者的需求并协助解决。	6
	2. 评估输液通路情况、穿刺点及周围皮肤情况，确认周围静脉导管无破损、固定牢固、位置准确、局部皮肤无红肿、无脓性分泌物。	8
	3. 卫生手消毒，再次查对患者，查对营养液标签：科室、病案号、床号、姓名、药物的名称、剂量、配制日期和时间。查对营养液有无悬浮物或沉淀。	8
	4. 输注前先用生理盐水冲管，然后连接营养袋（建议使用输液泵），调节滴速：开始时缓慢，逐渐增加滴速，保持输液速度均匀。（一般首日输液速度 60 mL/h，次日 80 mL/h，第三日 100 mL/h，输液速度及浓度可根据患者的年龄及耐受情况加以调节。）	10
	5. 注明开始输注的日期和时间，做好管道标识，24 h 内输完。	6
	6. 协助患者取舒适卧位，向患者交代注意事项。	6
	7. 整理用物，洗手。	6
	8. 巡视观察患者输注过程中的反应。 （1）监测患者的体温、血压、心率、尿量、血糖、电解质。 （2）观察患者的意识形态，听取患者的主诉，有无胸闷、心悸等不适。 （3）观察置管处皮肤有无红肿，置管部位薄膜有无潮湿或渗血。	7
	9. 输注完毕用生理盐水冲管，肝素盐水正压封管。	5
	10. 规范处置医疗废物，洗手。	3
	11. 准确记录输注的时间、量、速度，以及输注过程中的反应。	5
终末质量15分	1. 严格执行无菌技术操作原则及查对制度。	5
	2. 操作中做到以患者为中心，保证患者安全。	2
	3. 操作熟练，注意安全，避免发生针刺伤。	3
	4. 滴速符合要求，输入通畅，无渗漏。	5

十一、经外周静脉置入中心静脉导管穿刺术（前端开口式）

经外周静脉置入中心静脉导管穿刺术（前端开口式）操作规程及评分标准见表5－11。

表5－11 经外周静脉置入中心静脉导管穿刺术操作规程及评分标准（前端开口式）

项目	操作规程	分值
准备质量15分	1. 人员要求：衣帽整洁，洗手，戴口罩、圆帽。	2
	2. 环境评估：环境整洁、安静、光线充足，符合无菌操作、职业防护要求。	2
	3. 用物准备： （1）治疗车上层：PICC套件、PICC穿刺包（垫单、大单、洞巾、测量尺、2%葡萄糖酸氯己定消毒棉棒或含碘消毒棉棒、酒精棉棒，或大棉球8个及三联盒1个，透明敷料、无菌手套、无菌隔离衣、止血带）、无菌免缝胶带、医用胶带；无菌治疗盘内含输液接头、1 mL、10 mL、20 mL注射器各1具，含生理盐水10 mL注射器/预冲液2～3支，10 u/mL肝素钠溶液、2%利多卡因注射液1支；皮肤保护剂、皮肤消毒剂、速干手消毒剂、医嘱单、用物核查清单、记录单、维护手册、知情同意书、剪刀、弹力绷带。 （2）治疗车下层：锐器盒、止血带回收盒、内置黄色垃圾袋的污物桶。	6
	4. 检查无菌物品有效期。规范评估患者，选择合适型号PICC。	3
	5. 查对医嘱、知情同意书签署情况及胸部正位X线检查单。	2
操作质量70分	1. 携带用物至患者床旁，核对患者床号、姓名（反问式提问）、腕带。	2
	2. 协助患者平卧位，术肢外展与躯干成45°～90°。	2
	3. 再次评估皮肤及静脉血管，首选贵要静脉，确定穿刺点（肘下或肘上2横指，尽量避开肘关节）。	2
	4. 测量置管长度及臂围： （1）从预穿刺点沿血管走向至右胸锁关节，然后向下反折至第三肋间即为导管置入长度。 （2）从肘横纹处上方10 cm处测量置管侧臂围，并记录。	5
	5. 卫生手消毒，再次查对患者身份。	2
	6. 打开PICC穿刺包，戴无菌手套。	1
	7. 将防水垫巾放于患者穿刺侧手臂下。	1
	8. 将患者置管侧手臂外展。①以穿刺点为中心，用75%酒精棉棒按顺—逆—顺时针方向用力摩擦清洁消毒，直径≥20 cm，两侧至臂缘。（建议整臂消毒：上至肩关	5

续表

项目	操作规程	分值
操作质量70分	节处，下至腕关节处）待干。②使用2%葡萄糖酸氯己定消毒棉棒以穿刺点为中心，来回往复摩擦消毒皮肤30 s；或含碘消毒剂消毒棉棒以穿刺点为中心，由内向外螺旋消毒皮肤，消毒3遍，自然待干。三联盒放于医疗垃圾桶内。	
	9. 脱手套，卫生手消毒，穿无菌手术衣，更换无菌手套。	2
	10. 手臂下铺无菌治疗巾，放无菌止血带于治疗巾上并两端交叉放于穿刺点上方10 cm处。	2
	11. 铺治疗巾覆盖患者下臂及整只手，铺无菌大单，覆盖患者全身，铺孔巾，暴露穿刺部位。	2
	12. 助手按无菌技术操作原则投递注射器、无针输液接头、PICC套件，20 mL注射器抽吸生理盐水，10 mL注射器抽吸肝素盐水，1 mL注射器抽吸2%利多卡因备用。生理盐水预冲导管和无针输液接头，润滑亲水性导丝，冲洗过程中注意观察导管的完整性。	4
	13. 撤导丝至预修剪刻度短0.5～1 cm处，按预测量的置管长度切割导管。	2
	14. 扎止血带，嘱患者握拳。（可在穿刺部位用2%利多卡因针0.5～1 mL局部浸润麻醉。）	2
	15. 以15°～30°斜向进行穿刺，见回血后降低角度沿血管方向进针0.5 cm，推进外套管。	5
	16. 松止血带，告知患者松拳，右手固定针芯，推送外套管，左手拇指固定外套管，示指轻轻按压外套管前端的血管，右手撤出针芯。	5
	17. 导入鞘下垫无菌纱布，将导管沿导入鞘缓慢、匀速送入15 cm后，嘱患者头转向穿刺侧，下颌贴近肩部，阻止导管误入颈静脉。将导管继续缓慢、匀速送入距预定长度10 cm处，退出并撕裂导入鞘，再将导管送至预定长度。	5
	18. 连接生理盐水注射器抽回血，确认导管在静脉内，见回血后生理盐水脉冲式冲管。	3
	19. 固定好导管，缓慢平直撤出导丝，检查导丝完整性及有无弯曲，将导丝盘好放入弯盘内。连接无针输液接头，肝素盐水正压封管。	2
	20. 以无菌方式移除孔巾，用无菌生理盐水纱布清洁穿刺点周围皮肤。禁用75%酒精刺激穿刺点。	5
	21. 固定导管：	
	（1）将导管与皮肤成钝角摆放至合适位置。	1
	（2）无菌免缝胶带或思乐扣固定导管。	0.5
	（3）小方纱布覆盖穿刺点，导管呈“S”形放置，以穿刺点为中心无张力粘贴无菌透明敷贴，将导管全部覆盖在透明敷贴下：一捏（捏导管，进行塑形）；二抚（由中心向四周抚平整块无菌透明敷料）；三压（边撕边按压无菌透明敷料边缘）。	1

续表

项目	操作规程	分值
操作质量70分	（4）第一条无菌蝶形胶布交叉固定导管尾端，第二条注明导管类型、置管日期、操作者姓名的胶布横向固定在导管尾端的贴膜与皮肤交接处，第三条无菌胶布固定导管尾端。	1
	（5）弹力绷带加压包扎，松紧度以能插入1～2指为宜，询问患者有无不适。	
	22. 整理用物，医疗垃圾按要求分类放置，脱手套，洗手。	0.5
	23. 协助患者活动手臂，询问患者有无不适。	1
	24. 行胸部正位片X线检查，确定导管尖端位置。	2
	25. 记录：	
	（1）PICC穿刺记录单及PICC护理记录单，包括患者基本信息，记录穿刺方式，导管类型、型号、规格、批号、置入体内长度、外露长度、臂围，所穿刺静脉名称，穿刺过程是否顺利，送管情况，穿刺日期、时间，穿刺者姓名，胸片结果等。粘贴条形码，放入患者病历中存档。	1
	（2）记录PICC维护手册，交患者妥善保存。	0.5
	（3）告知患者及其家属置管后注意事项。	0.5
	（4）记录PICC个人档案。	1
	（5）核对医嘱并签字。	1
终末质量15分	1. 严格执行无菌技术操作原则及查对制度。	5
	2. 操作熟练，置管过程中遇到问题能沉着应对并予以恰当处理。	3
	3. 操作中做到以患者为中心，保证患者安全。	5
	4. 医疗废物处置符合要求。	2

十二、经外周静脉置入中心静脉导管穿刺术（三向瓣膜式）

经外周静脉置入中心静脉导管穿刺术（三向瓣膜式）操作规程及评分标准见表5－12。

表5－12　经外周静脉置入中心静脉导管穿刺术操作规程及评分标准（三向瓣膜式）

项目	操作规程	分值
准备质量15分	1. 人员要求：衣帽整洁，洗手，戴口罩、圆帽。	2
	2. 环境评估：环境整洁、安静、光线充足，符合无菌操作、职业防护要求。	2
	3. 用物准备：	6
	（1）治疗车上层：PICC套件、PICC穿刺包（垫单、大单、洞巾、测量尺、2%葡萄糖酸氯己定消毒棉棒或含碘消毒棉棒、酒精棉棒或大棉球8个及三联	

续表

项目	操作规程	分值
准备质量15分	盒1个，透明敷料、无菌手套、无菌隔离衣、止血带）；无菌治疗盘内含输液接头、1 mL、10 mL、20 mL注射器各1具，含生理盐水10 mL注射器/预冲液2～3支，10 u/mL肝素钠溶液、2%利多卡因注射液各1支；皮肤保护剂、皮肤消毒剂、速干手消毒剂、无菌免缝胶带、医用胶带、医嘱单、用物核查清单、记录单、维护手册、知情同意书、剪刀、弹力绷带。 （2）治疗车下层：锐器盒、止血带回收盒、内置黄色垃圾袋的污物桶。	
	4. 检查无菌物品有效期。规范评估患者，选择合适型号PICC。	3
	5. 查对医嘱、知情同意书签署情况及胸部正位X线检查单。	2
操作质量70分	1. 携带用物至患者床旁，核对患者床号、姓名（反问式提问）、腕带。	2
	2. 协助患者平卧位，术肢外展与躯干成45～90°。	1
	3. 再次评估皮肤及静脉血管，首选贵要静脉，确定穿刺点（肘下或肘上2横指，尽量避开肘关节）。	2
	4. 测量置管长度及臂围： （1）从预穿刺点沿血管走向至右胸锁关节，然后向下反折至第三肋间即为导管置入长度。 （2）从肘横纹处上方10 cm处测量置管侧臂围，并记录。	2
	5. 卫生手消毒，再次查对患者身份无误。	1
	6. 打开PICC穿刺包，戴无菌手套。	1
	7. 将防水垫巾放于患者穿刺侧手臂下。	1
	8. 将患者置管侧手臂外展。①以穿刺点为中心，用75%酒精棉棒按顺—逆—顺时针方向用力摩擦清洁消毒，直径≥20 cm，两侧至臂缘。（建议整臂消毒：上至肩关节处，下至腕关节处）待干；②使用2%葡萄糖酸氯己定消毒棉棒以穿刺点为中心，来回往复摩擦消毒皮肤30 s，或含碘消毒棉棒以穿刺点为中心，由内向外螺旋消毒皮肤，消毒3遍，待干。三联盒放于医疗垃圾桶内。	6
	9. 脱手套，卫生手消毒，穿无菌手术衣，更换无菌手套。	2
	10. 手臂下铺无菌治疗巾，放无菌止血带于治疗巾上并两端交叉放于穿刺点上方10 cm处。	2
	11. 铺治疗巾覆盖患者下臂及整只手，铺无菌大单，覆盖患者全身，铺孔巾，暴露穿刺部位。	2
	12. 助手按无菌技术操作原则投递注射器、无针输液接头、PICC套件，20 mL注射器抽吸生理盐水，10 mL注射器抽吸肝素盐水，1 mL注射器抽吸2%利多卡因备用。生理盐水预冲导管和无针输液接头，润滑亲水性导丝，冲洗过程中注意观察导管的完整性，将导管浸泡于生理盐水中。	2

续表

项目	操作规程	分值
	13. 扎止血带，嘱患者握拳（可在穿刺部位用2%利多卡因针0.5～1 mL局部浸润麻醉）。	1
	14. 以15～30°角进行穿刺，见回血后降低角度沿血管方向进针0.5 cm，推进外套管。	5
	15. 松止血带，告知患者松拳，右手固定针芯，推送外套管，左手拇指固定外套管，示指轻轻按压外套管前端的血管，右手撤出针芯。	5
	16. 导入鞘下垫无菌纱布，将导管沿导入鞘缓慢、匀速送入15 cm后，嘱患者头转向穿刺侧，下颌贴近肩部。将导管继续缓慢、匀速送入距预定长度10 cm处，退出并撕裂导入鞘，再将导管送至预定长度。	5
	17. 连接生理盐水注射器，抽回血，确认导管在静脉内，见回血后生理盐水脉冲式冲管。	2
	18. 固定好导管，缓慢平直撤出导丝，检查导丝完整性及有无弯曲。将导丝盘好放入弯盘内。	2
	19. 修剪导管体外长度：保留体外导管5～7 cm，垂直剪断，注意不要剪出斜面或毛茬。不足5 cm时，导管与支撑导丝连接处的最后1 cm也一定要剪掉。	5
	20. 安装连接器：先将减压套筒套在修剪好的导管上，再将连接器的金属柄套进导管内，将连接器上的倒钩和减压套筒上的沟槽对齐，用力锁死两部分。	5
操作质量70分	21. 连接无针输液接头，肝素盐水正压封管，以无菌方式移除孔巾，用无菌生理盐水纱布清洁穿刺点周围皮肤。禁用75%酒精刺激穿刺点。	2
	22. 固定导管：	
	（1）将导管与皮肤成钝角摆放至合适位置。	1
	（2）距穿刺点1 cm处安放蝶形固定器并用无菌免缝胶带固定。	1
	（3）小方纱布覆盖穿刺点，导管呈“S”形放置，以穿刺点为中心无张力粘贴无菌透明敷贴，将导管全部覆盖在透明敷贴下：一捏（捏导管，进行塑形）；二抚（由中心向四周抚平整块无菌透明敷料）；三压（边撕边按压无菌透明敷料边缘）。	1 1
	（4）第一条无菌蝶形胶布交叉固定导管尾端，第二条注明导管类型、置管日期、操作者姓名的胶布横向固定在导管尾端的贴膜与皮肤交接处，第三条无菌胶布固定导管尾端。	1
	（5）弹力绷带加压包扎，松紧度以能插入1～2指为宜，询问患者有无不适。	1
	23. 整理用物，医疗垃圾按要求分类放置，脱手套，洗手。	1
	24. 协助患者活动手臂，询问患者有无不适。	2
	25. 行胸部正位片X线检查，确定导管尖端位置。	
	26. 记录：	1
	（1）PICC穿刺记录单及PICC护理记录单，包括患者基本信息，记录穿刺方式，导管类型、型号、规格、批号、置入体内长度、外露长度，臂围，所	

续表

项目	操作规程	分值
操作质量70分	穿刺静脉名称，穿刺过程是否顺利，送管情况，穿刺日期、时间，穿刺者姓名，胸片结果等。粘贴条形码，放入患者病历中存档。 （2）记录 PICC 维护手册，交患者妥善保存。 （3）告知患者及其家属置管后注意事项。 （4）记录 PICC 个人档案。 （5）核对医嘱并签字。	 1 1 1 1
终末质量15分	1. 严格执行无菌技术操作原则及查对制度。 2. 操作熟练，置管过程中遇到问题能沉着应对并予以恰当处理。 3. 操作中做到以患者为中心，保证患者安全。 4. 医疗废物处置符合要求。	5 3 5 2

十三、超声引导下经外周静脉置入中心静脉导管穿刺术（塞丁格技术）

超声引导下经外周静脉置入中心静脉导管穿刺术（塞丁格技术）操作规程及评分标准见表5－13。

表5－13　超声引导下经外周静脉置入中心静脉导管穿刺术操作规程及评分标准（塞丁格技术）

项目	操作规程	分值
准备质量15分	1. 人员要求：衣帽整洁，洗手，戴口罩、圆帽。 2. 环境评估：环境整洁、安全，区域宽敞，若床旁操作需关闭门窗、清理陪护等无关人员。操作前给予紫外线消毒30 min。 3. 物品准备： （1）治疗车上层：PICC套件、PICC穿刺包（垫单、大单、洞巾、测量尺、2%葡萄糖酸氯己定消毒棉棒或含碘消毒棉棒、酒精棉棒，或大棉球8个及三联盒1个，透明敷料、无菌手套、无菌隔离衣、止血带）；无菌治疗盘内含输液接头，1 mL、10 mL、20 mL注射器各1具，含生理盐水10 mL注射器或预冲液2～3支，10 u/mL肝素钠溶液、2%利多卡因注射液各1支，以及皮肤保护剂、皮肤消毒剂、速干手消毒剂、无菌免缝胶带、医用胶带、医嘱单、用物核查清单、记录单、维护手册、知情同意书、剪刀、弹力绷带。 （2）治疗车下层：锐器盒、止血带回收盒、内置黄色垃圾袋的污物桶。 （3）超声导引仪、耦合剂、血管导引鞘包、导针器。 4. 检查无菌物品有效期。规范评估患者，选择合适型号PICC。 5. 查对医嘱、知情同意书签署情况及胸部正位X线检查单。	2 2 6 3 2

续表

项目	操作规程	分值
操作质量70分	1. 携带用物至患者床旁，核对患者床号、姓名（反问式提问）、腕带。	2
	2. 卫生手消毒。	1
	3. 协助患者脱去上衣，取平卧位，术肢外展与躯干成45°～90°。	1
	4. 系止血带，止血带尾端向上，告知患者握拳。	1
	5. 在血管探头上涂抹耦合剂，将探头置于上臂内侧，轻压皮肤，缓慢移动，超声显示屏出现囊状显影后，稍用力下压探头，随压力闭合者为静脉血管。	2
	6. 松止血带，告知患者松拳。	1
	7. 再次评估靶血管，探查血管走行，测量血管内径及深度。据血管内径及治疗情况选择合适型号导管。所选导管外径不得占靶血管内径的1/2。选择血管顺序：贵要静脉，肱静脉，头静脉。	3
	8. 确定穿刺点：上臂下1/3处，记号笔标记穿刺点。	1
	9. 测量预置管长度：从穿刺点沿静脉走向至右胸锁关节向下反折至第3肋间的距离。	2
	10. 测量臂围：从肘横纹向上10 cm处测量置管侧臂围并记录。	1
	11. 建立最大化无菌屏障：	
	（1）卫生手消毒，再次查对。	1
	（2）检查物品药品有效期及质量，打开PICC穿刺包，戴无菌手套。	1
	（3）在术肢下铺防水垫。	1
	（4）皮肤消毒：将患者置管侧手臂外展。①以穿刺点为中心，用75%酒精棉球按顺—逆—顺时针方向用力摩擦清洁消毒，直径≥20 cm，两侧至臂缘（建议整臂消毒：上至肩关节处，下至腕关节处），待干；②使用2%葡萄糖酸氯己定消毒棉棒以穿刺点为中心，来回往复摩擦消毒皮肤30 s，或含碘消毒棉棒以穿刺点为中心，由内向外螺旋消毒皮肤，消毒3遍，待干。三联盒放于医疗垃圾桶内。	5
	（5）脱手套，卫生手消毒，穿无菌手术衣，更换第二副无菌手套。	1
	（6）术肢下铺第一块无菌治疗巾，放无菌止血带于治疗巾上并两端交叉放于穿刺点上方10 cm处。	2
	（7）用第二块治疗巾覆盖患者下臂及整只手，铺无菌大单覆盖患者全身，铺孔巾，暴露穿刺部位，患者靠近无菌区域的躯体部位必须被无菌大单及治疗巾覆盖。	2
	（8）助手按无菌技术操作原则投递注射器、无针输液接头、防针刺伤型改良塞丁格套件、超声导针套件、PICC套件，20 mL注射器抽吸生理盐水、10 mL注射器抽吸肝素钠盐水、1 mL注射器抽吸2%利多卡因，备用。	2

续表

项目	操作规程	分值
操作质量70分	(9) 用生理盐水预冲导管和无针输液接头，润滑亲水性导丝，冲洗过程中注意观察导管的完整性，将导管浸泡于生理盐水中，预充微插管鞘、塞丁格穿刺针、导丝，不能将剪刀、扩皮刀、针头等锐器与导管混放，以免损伤导管。	2
	(10) 将导管、微插管鞘等置于无菌区内的右手边。无菌纱布、弯盘置于无菌区域右上方。	1
	12. 置管过程：	
	(1) 助手在超声探头上涂抹少量耦合剂，并协助罩上无菌保护罩，赶尽探头与保护套之间的空气，用橡皮筋固定。(使用导针支架时，根据血管深度选择合适型号的导针支架。)	1
	(2) 术肢外展与躯干成45°～90°，并外旋，在穿刺点上方10 cm处扎止血带，止血带尾端向上，告知患者握拳。	1
	(3) 在探头外涂抹少量无菌耦合剂或生理盐水，再次定位血管（使用导针支架时，将导针架安装至探头上），左手固定探头，将探头垂直（长轴或短轴）放在预穿刺血管上，并紧贴皮肤。屏幕的中线显示在预穿刺血管中心。	2
	(4) 穿刺：穿刺部位后方垫无菌纱布，操作者眼盯屏幕缓慢进针，看见血管塌陷后回弹，再观察针芯内回血情况，血液持续不断往外滴，说明穿刺针在血管内。	5
	(5) 送导丝：穿刺成功后，轻轻移开探头，适当降低穿刺针角度，沿穿刺针送入导丝15～20 cm（如有阻力，不可强行送入），固定好导丝，退出穿刺针。使用导针支架时，穿刺成功后，将导丝沿穿刺针送入血管10～15 cm，握住穿刺针，使针与导针架缓慢分离，移开探头，降低穿刺针角度，继续送入5～10 cm，退出穿刺针并将穿刺针放入弯盘内。	5
	(6) 松止血带，告知患者松拳。	1
	(7) 穿刺部位用2%利多卡因针0.5～1 mL局部浸润麻醉，注射器放入弯盘内。	1
	(8) 扩皮：扩皮刀紧贴导丝向右上方切一约0.3 cm小切口，扩皮刀不得切割到导丝，扩皮刀放入弯盘内。	1
	(9) 送插管鞘：撤除导丝下无菌纱布置于弯盘内，持微插管鞘沿导丝缓慢推送入血管，之后将导丝退出到导丝容器内并放入弯盘。	1
	(10) 置入导管：①将导管沿微插管鞘缓慢、匀速送入，每次送管约1 cm；②送入15 cm后，嘱患者头转向穿刺侧，下颌贴近肩部；③导管送入距预测长度10 cm时，退出并撕裂微插管鞘放入弯盘，再将导管送至预测长度。	1

续表

项目	操作规程	分值
操作质量70分	（11）撤导丝：①嘱患者头恢复原位，助手用超声检查双侧颈内及锁骨下静脉，初步判断导管是否移位；②抽回血，见回血后用生理盐水脉冲式冲管，将导管与血管平行并固定好，缓慢平直撤出支撑导丝；③检查导丝的完整性及有无弯曲，将导丝盘好放入弯盘内。	1
	（12）修剪导管：①保留体外导管 5～7 cm，垂直剪断；②如果体外导管不足 5 cm时，导管与支撑导丝连接处的最后 1 cm 也需要剪掉。	1
	（13）安装连接器：①先将减压套筒套在修剪好的导管上，再将连接器的金属柄套进导管内，将连接器上的倒钩和减压套筒上的沟槽对齐，用力锁死；②连接无针输液接头，肝素钠盐水正压封管。	1
	（14）以无菌方式移除孔巾，用无菌生理盐水纱布清洁穿刺点周围皮肤，干燥后涂抹皮肤保护剂。	1
	（15）固定导管：	
	1）将导管与皮肤成钝角摆放至合适位置。	1
	2）无菌免缝胶带或思乐扣固定导管。	1
	3）用小方纱覆盖穿刺点，导管呈“S”或“U”形放置，以穿刺点为中心无张力粘贴无菌透明敷料，将导管全部覆盖：一捏（捏导管座，进行塑形）；二抚（抚平整块无菌透明敷料）；三压（边撕边按压无菌透明敷料边缘）。	1
	4）第一条无菌蝶形胶布交叉固定导管尾端；第二条注明导管类型、置管日期、操作者姓名的胶布横向固定在导管尾端的贴膜与皮肤交接处；第三条无菌胶布固定导管尾端。	1
	5）弹力绷带加压包扎，松紧度以能插入 2 指为宜。	1
	6）嘱患者活动手臂及手指，询问患者有无不适。	2
	13. 置管后：	
	（1）整理用物，脱手套，洗手。	1
	（2）确定导管尖端位置，行胸部正位片 X 线检查。	1
	14. 记录：	
	（1）PICC 穿刺记录单及 PICC 护理记录单，包括患者基本信息，记录穿刺方式，导管类型、型号、规格、批号，置入体内长度、外露长度，臂围，所穿刺静脉名称，穿刺过程是否顺利，送管情况，穿刺日期、时间，穿刺者姓名及胸片结果等。粘贴条形码，放入患者病历中存档。	1
	（2）记录 PICC 维护手册，交患者妥善保存。	1
	（3）告知患者及其家属置管后的注意事项。	1
	（4）记录 PICC 个人档案。	1
	（5）核对医嘱并签字。	1

续表

项目	操作规程	分值
终末质量15分	1. 严格执行无菌技术操作原则及查对制度。	5
	2. 操作熟练，置管过程中遇到问题能沉着应对并予以恰当处理。	3
	3. 操作中做到以患者为中心，保证患者安全。	5
	4. 医疗废物处置符合要求。	2

十四、新生儿经外周静脉置入中心静脉导管穿刺术

新生儿经外周静脉置入中心静脉导管穿刺术操作规程及评分标准见表5－14。

表5－14　新生儿经外周静脉置入中心静脉导管穿刺术操作规程及评分标准

项目	操作规程	分值
准备质量15分	1. 人员要求：衣帽整洁，洗手，戴口罩、圆帽。	2
	2. 环境评估：环境整洁、安静、光线充足，符合无菌操作、职业防护要求。	2
	3. 物品准备： （1）治疗车上层：新生儿PICC套件包（PICC导管、套管针、剪刀或专用切割器、测量尺）、PICC穿刺包（垫单、大单、洞巾、测量尺、酒精棉棒、透明敷料、无菌手套、无菌隔离衣、止血带）；无菌治疗盘内含输液接头，10 mL、20 mL注射器各1具，含生理盐水10 mL注射器或预冲液2～3支，以及抗过敏胶布、10 u/mL肝素钠溶液、皮肤保护剂、皮肤消毒剂、速干手消毒剂、无菌免缝胶带、医用胶带、医嘱单、用物核查清单、记录单、维护手册、知情同意书、剪刀、弹力绷带。 （2）治疗车下层：锐器盒、止血带回收盒、内置黄色垃圾袋的污物桶。	6
	4. 检查无菌物品有效期。规范评估患儿，选择合适型号PICC。	3
	5. 查对医嘱、知情同意书签署情况及胸部正位X线检查单。	2
操作质量70分	1. 向家属解释操作目的、置管优点、并发症，取得配合。	3
	2. 查对床号、姓名及腕带信息，清洁患儿术肢，清除术肢上的胎脂。	3
	3. 测量定位：患儿平卧，术肢外展与躯体成90°，从预穿刺点沿静脉走向至右胸锁关节再向下反折1 cm；置管侧上臂臂围（肘横纹上两指处）。	3
	4. 卫生手消毒，打开PICC置管包，带无菌手套。	3
	5. 将第一块无菌治疗巾垫在术肢下。	2
	6. 消毒：用含碘消毒棉棒消毒3遍（第一遍顺时针，第二遍逆时针，第三遍顺时针），整臂消毒，自然待干。	3
	7. 脱手套，卫生手消毒。穿无菌手术衣，更换无菌手套。	4
	8. 铺无菌巾及孔巾，保证无菌区域最大化，生理盐水脱碘，待干。	2
	9. 预冲导管：用20 mL注射器抽取肝素盐水，充分预冲浸润导管内外、输液接头，检查导管的完整性。	2

续表

项目	操作规程	分值
操作质量70分	10. 将 10 mL 注射器抽取生理盐水，连接导管并按预计长度修剪导管。	2
	11. 扎止血带，保证静脉充盈。	2
	12. 实施穿刺： （1）取出穿刺针，去除保护帽，持针与皮肤成 15°～30°穿刺。 （2）见回血后降低穿刺角度再进 0.5～1 cm，使插管鞘尖端进入静脉，鞘内可见回血。 （3）进一步推进插管鞘，确保插管鞘送入静脉。	6
	13. 助手协助松止血带，从插管鞘中退出穿刺针，鞘下垫无菌纱布，左手示指按压插管鞘前端止血，拇指固定插管鞘。	5
	14. 置入导管：将 PICC 沿插管鞘缓慢、匀速送入静脉，预计导管送入至肩部时，将患儿向穿刺侧转头并将下颌贴近肩部以防导管误入颈内静脉，送入导管至预定长度。	5
	15. 纱布按压穿刺点止血，退出并撕裂插管鞘，并从导管上移除插管鞘，将导管送至“0”点位置，将患者头恢复原位。	5
	16. 抽回血（不要将血抽到圆盘内），用 10 mL 生理盐水以脉冲方式冲管。	2
	17. 连接预冲好的输液接头，用肝素盐水正压封管。	2
	18. 用无菌生理盐水纱布清洁穿刺点及周围皮肤的血迹，待干。	2
	19. 固定导管： （1）将体外导管呈“S”形放置，用无菌免缝胶带固定导管圆盘部分。 （2）穿刺点用无菌小方纱布覆盖。 （3）贴透明敷料：透明敷料完全覆盖导管及圆盘进行无张力粘贴，按压敷料周边及导管边缘使敷料粘贴牢固。 （4）胶带蝶形交叉固定导管及透明敷料。 （5）以无菌方式撤除孔巾，注意不要牵拉导管。	5
	20. 整理床单位，整理用物，脱手套，洗手。	2
	21. 助手在胶带上注明穿刺者姓名、穿刺日期，横向固定在透明敷料贴膜下缘。根据需要弹力绷带包扎。	2
	22. 确定导管位置：拍 X 线片确定导管尖端位置。	2
	23. 记录： （1）PICC 穿刺记录单及 PICC 护理记录单，包括患者基本信息，记录穿刺方式，导管类型、型号、规格、批号，置入体内长度、外露长度，臂围，所穿刺静脉名称，穿刺过程是否顺利，送管情况，穿刺日期、时间，穿刺者姓名及胸片结果等。粘贴条形码，放入患者病历中存档。 （2）记录 PICC 维护手册，交患儿家属妥善保存。	3

续表

项目	操作规程	分值
操作质量70分	（3）告知患儿家属置管后的注意事项。 （4）记录PICC个人档案。 （5）核对医嘱并签字。	
终末质量15分	1. 严格执行无菌技术操作原则及查对制度。 2. 操作熟练，置管过程中遇到问题能沉着应对并予以恰当处理。 3. 操作中做到以患儿为中心，保证患儿安全。 4. 医疗废物处置符合要求。	5 3 5 2

十五、静脉导管冲管及封管

静脉导管冲管及封管操作规程及评分标准见表5－15。

表5－15 静脉导管冲管及封管操作规程及评分标准

项目	操作规程	分值
准备质量15分	1. 人员要求：衣帽整洁，洗手，戴口罩。 2. 环境评估：环境整洁、安静、光线充足，符合无菌操作、职业防护要求。 3. 物品准备： （1）治疗车上层：无菌盘内含皮肤消毒剂、酒精棉片、棉棒，含生理盐水5 mL和10 mL注射器或预充式导管冲洗器各1～2具（外周留置针使用5 mL，中心静脉导管使用10 mL），10～100 u/mL肝素生理盐水5 mL，速干手消毒剂、医用胶带。 （2）治疗车下层：锐器盒、止血带回收盒、内置黄色垃圾袋的污物桶。 4. 检查无菌物品有效期。	3 4 5 3
操作质量70分	1. 携带用物至患者床旁，核对患者床号、姓名（反问式提问）、腕带。 2. 告知患者操作的目的、方法及配合要点。 3. 评估导管选择冲封管液：检查导管外露长度（中心静脉导管）；评估有无导管并发症：感染、血栓；有无静脉炎、渗血或渗液。根据患者情况、治疗及维护需要选择不同剂量的冲管液、封管液、一次性预充式导管冲洗器。 4. 卫生手消毒，再次核对患者身份及治疗信息。 5. 取酒精棉片或消毒棉球用力擦拭肝素帽或无针密闭式输液接头表面及周围。消毒时间至少15 s。 6. 生理盐水注射器或预冲式导管冲洗器与肝素帽或无针密闭式输液接头连接。 7. 抽回血（中心静脉导管），评估导管功能。	3 3 4 5 10 5 5

续表

项目	操作规程	分值
操作质量70分	8.（1）连接生理盐水注射器，抽回血，见回血后，一手固定导管及注射器，一手按注射器使用法脉冲式冲洗导管（用力推一下、停一下，连续重复上述动作）。 （2）如使用一次性冲洗器，则：①取出冲洗器，向上推动芯杆，释放阻力，听到"咔嗒"声后即停止，提示功能开启；②拧开预充式导管冲洗器上的锥头帽，垂直手持冲洗器，乳头向上排尽空气，将灰色活塞尖端的水平位置推至需要的液量；③连接冲洗器与导管，抽回血，见回血后，一手固定导管及注射器，一手按注射器使用法脉冲式冲洗导管（用力推一下、停一下，连续重复上述动作）。	10
	9. 封管：用生理盐水或肝素钠生理盐水正压封管（边推边退，保持导管内正压）。	10
	10. 分离注射器，固定外露导管。	5
	11. 协助患者取舒适位，整理床单位，向患者交代注意事项。	5
	12. 整理用物，规范处理医疗废物。	3
	13. 洗手，记录。	2
终末质量15分	1. 严格执行无菌技术操作原则及查对制度。	5
	2. 操作中做到以患者为中心，严密观察患者的反应和主诉。	5
	3. 操作细心准确，做好相关的健康宣教。	3
	4. 医疗垃圾分类处置。	2

十六、静脉导管的拔除

静脉导管的拔除操作规程及评分标准见表5－16。

表5－16　静脉导管的拔除操作规程及评分标准

项目	操作规程	分值
准备质量15分	1. 人员要求：衣帽整洁，洗手，戴口罩。	3
	2. 环境评估：环境整洁、安静、光线充足，符合无菌操作、职业防护要求。	2
	3. 物品准备： （1）治疗车上层：无菌盘、无菌剪、2%葡萄糖酸氯己定消毒棉棒或含碘消毒剂、棉棒、医用胶带、无菌敷料、速干手消毒剂、医嘱单。 （2）治疗车下层：锐器盒、止血带回收盒、内置黄色垃圾袋的污物桶。	5
	4. 检查无菌物品有效期。	5

续表

项目	操作规程	分值
操作质量70分	1. 携带用物至患者床旁，核对患者床号、姓名（反问式提问）、腕带。	5
	2. 告知患者操作的目的、方法及配合要点。	5
	3. 协助患者摆好适宜体位，评估穿刺局部情况，观察穿刺点周围皮肤及导管外露长度（导管有无滑出或回缩），关闭静脉通路。	5
	4. 再次核对患者身份及治疗信息。	5
	5. 卫生手消毒，去除敷料，固定导管，由导管远心端向近心端0°或180°松解，脱离皮肤后沿导管尾端向穿刺点方向移除敷料。	10
	6. 消毒穿刺部位，使用2%葡萄糖酸氯己定消毒棉棒以穿刺点为中心，来回往复摩擦消毒皮肤30 s，或含碘消毒剂消毒棉棒以穿刺点为中心，由内向外螺旋消毒皮肤穿刺部位，直径≥10 cm。	5
	7. 有缝线者，用无菌剪拆除缝线，再次消毒穿刺部位。	5
	8. 确认各个管腔关闭后，嘱患者深吸气后屏住呼吸，操作者一手持无菌敷料，一手匀速拔出导管，用无菌棉棒（棉球）按压穿刺点5～10 min，检查导管是否完整。	15
	9. 用纱布或无菌棉球覆盖穿刺点，穿刺点24 h密闭。	5
	10. 协助患者取舒适位，整理床单位，向患者交代注意事项。	5
	11. 整理用物，规范处理医疗废物。	3
	12. 洗手，记录。	2
终末质量15分	1. 严格执行无菌技术操作原则及查对制度。	5
	2. 操作中做到以患者为中心，严密观察患者的反应和主诉。	5
	3. 拔出后检查导管是否完整，疑似感染时要送细菌培养。	3
	4. 医疗垃圾分类处置。	2

十七、经外周静脉置入中心静脉导管的维护

经外周静脉置入中心静脉导管的维护操作规程及评分标准见表5－17。

表5－17　经外周静脉置入中心静脉导管的维护操作规程及评分标准

项目	操作规程	分值
准备质量15分	1. 人员要求：衣帽整洁，洗手，戴口罩。	2
	2. 环境评估：环境整洁、安静、光线充足，符合无菌操作、职业防护要求。	2
	3. 物品准备： （1）治疗车上层：中心静脉护理套件1个（内含无菌铺巾2块、75%酒精棉棒	8

续表

项目	操作规程	分值
准备质量15分	3根、2%葡萄糖酸氯己定消毒棉棒或含碘消毒棉棒3根、透明敷料1张、无菌敷料2块、免缝无菌胶带3条、无粉无菌手套1副、酒精棉片2片)。预冲液10~20 mL、无针输液接头、皮尺、速干手消毒剂、弹力绷带、医用胶带、皮肤消毒剂，含10~100 u/mL肝素钠生理盐水。必要时备皮肤保护剂。 (2)治疗车下层：锐器盒、止血带回收盒、内置黄色垃圾袋的污物桶。 4. 检查无菌物品有效期。	3
操作质量70分	1. 携带用物至患者床旁，核对患者床号、姓名（反问式提问）、腕带。告知患者操作目的、方法及配合要点，询问患者的需求并协助解决。	5
	2. 患者取舒适卧位，测量臂围及外露长度并记录，暴露置管区域，铺垫巾。	5
	3. 去除旧输液接头，酒精棉片全方位擦拭导管端口至少15 s。	5
	4. 连接生理盐水或预冲液注射器，评估导管功能，见回血后脉冲式冲管。	6
	5. 连接新开启的输液接头，正压封管。	3
	6. 去除敷料，固定导管，由导管远心端向近心端0°或180°松解，脱离皮肤后自下而上移除敷料。	5
	7. 观察穿刺点周围皮肤及导管外露长度，导管有无滑出或回缩。	5
	8. 卫生手消毒，打开护理套件，戴无菌手套。	5
	9. 清洁和消毒：①以穿刺点为中心用75%酒精棉棒按顺—逆—顺顺序由内向外螺旋式清洁，去除污渍；②使用2%葡萄糖酸氯己定消毒棉棒，以穿刺点为中心，来回摩擦消毒皮肤30 s，或用含碘消毒棉棒以穿刺点为中心，由内向外螺旋消毒皮肤；③消毒范围以穿刺点为中心上下各10 cm，两侧至臂缘，自然待干。	10
	10. 充分待干后，妥善固定导管及输液接头，以穿刺点为中心，无张力粘贴敷料，呈“S”或“U”形固定外露导管。	10
	11. 脱去手套，注明置管时间、更换敷贴时间，整理用物。	3
	12. 洗手，整理用物，规范处置医疗废物。	3
	13. 填写PICC长期护理手册，记录敷料更换时间、穿刺点局部情况，记录导管内置及外露长度。	5
终末质量15分	1. 严格执行无菌技术操作原则及查对制度。	5
	2. 操作中做到以患者为中心，严密观察患者的反应和主诉。	2
	3. 熟练掌握冲、封管及无张力敷贴粘贴技术。导管固定规范，美观。	5
	4. 垃圾分类处置，终末处理符合要求。	3

十八、中心静脉导管的维护

中心静脉导管的维护操作规程及评分标准见表 5－18。

表 5－18　中心静脉导管的维护操作规程及评分标准

项目	操作规程	分值
准备质量15分	1. 人员要求：衣帽整洁，洗手，戴口罩。	3
	2. 环境评估：环境整洁、安静、光线充足，符合无菌操作、职业防护要求。	2
	3. 物品准备：	6
	（1）治疗车上层：中心静脉护理套件 1 个（内含无菌铺巾 2 块、75% 酒精棉棒 3 根、2% 葡萄糖酸氯己定消毒棉棒或含碘消毒棉棒 3 根、透明敷料 1 张、无菌敷料 2 块、免缝无菌胶带 3 条、无粉无菌手套 1 副、酒精棉片 2 片）。预冲液 10～20 mL、无针输液接头、皮尺、速干手消毒剂、弹力绷带、医用胶带、皮肤消毒剂，含 10～100 u/mL 肝素钠生理盐水。必要时备皮肤保护剂。	
	（2）治疗车下层：锐器盒、止血带回收盒、内置黄色垃圾袋的污物桶。	
	4. 检查无菌物品有效期。	4
操作质量70分	1. 携带用物至患者床旁，核对患者床号、姓名（反问式提问）、腕带。告知患者操作目的、方法及配合要点，询问患者的需求并协助解决。	5
	2. 患者取舒适卧位，测量外露长度并记录，暴露置管区域，铺垫巾。	5
	3. 去除旧输液接头，酒精棉片全方位擦拭导管端口至少 15 s。	5
	4. 连接生理盐水或预冲液注射器，评估导管功能，见回血后脉冲式冲管。	6
	5. 连接新开启的输液接头，正压封管。	3
	6. 去除敷料，固定导管，由导管远心端向近心端 0°或 180°松解，脱离皮肤后自上而下移除敷料。	6
	7. 观察穿刺点周围皮肤及导管外露长度，导管有无滑出或回缩。	5
	8. 卫生手消毒，打开护理套件，戴无菌手套。	6
	9. 清洁和消毒：①以穿刺点为中心用 75% 酒精棉棒按顺—逆—顺顺序由内向外螺旋式清洁，去除污渍；②使用 2% 葡萄糖酸氯己定消毒棉棒，以穿刺点为中心，来回摩擦消毒皮肤 30 s，或用含碘消毒棉棒以穿刺点为中心，由内向外螺旋消毒皮肤；③消毒范围以穿刺点为中心上下各 10 cm，两侧至臂缘，自然待干。	10
	10. 充分待干后，妥善固定导管及输液接头，以穿刺点为中心，无张力粘贴透明敷料，呈“S”或“U”形固定外露导管。	10
	11. 脱去手套，注明置管时间、更换敷贴时间，整理用物。	4
	12. 洗手，整理用物，规范处置医疗废物。	3
	13. 规范记录。	2

续表

项目	操作规程	分值
终末质量15分	1. 严格执行无菌技术操作原则及查对制度。	5
	2. 操作中做到以患者为中心，严密观察患者的反应和主诉。	5
	3. 熟练掌握冲、封管及无张力敷贴粘贴技术。导管固定规范，美观。	3
	4. 垃圾分类处置，终末处理符合要求。	2

十九、静脉输液港的维护

静脉输液港的维护操作规程及评分标准见表 5 – 19。

表 5 – 19　静脉输液港的维护操作规程及评分标准

项目	操作规程	分值
准备质量15分	1. 人员要求：衣帽整洁，洗手，戴口罩。	3
	2. 环境评估：环境整洁、安静、光线充足，符合无菌操作、职业防护要求。	2
	3. 物品准备： （1）治疗车上层：无菌盘内一次性无损针 1 ~ 2 个，中心静脉护理套件 1 个（内含无菌铺巾 2 块、75% 酒精棉棒 3 根、2% 葡萄糖酸氯己定消毒棉棒或含碘消毒棉棒 3 根、透明敷料 1 张、无菌纱布 2 块、免缝胶带 3 条、无粉无菌手套 1 副、酒精棉片 2 片），10 mL 及 20 mL 注射器各 1 支、皮肤保护剂、弯盘、100 u/mL 肝素钠液、生理盐水、速干手消毒剂、医用胶带。 （2）治疗车下层：锐器盒、止血带回收盒、内置黄色垃圾袋的污物桶。	6
	4. 检查无菌物品有效期。	4
操作质量70分	1. 携带用物至患者床旁，核对患者床号、姓名（反问式提问）、腕带。告知患者操作的目的、方法及配合要点。	5
	2. 协助患者取舒适卧位，暴露输液港部位皮肤，观察局部皮肤情况，轻触输液港，评估穿刺座有无翻转、移位。	3
	3. 去除敷料及无损针：再次核对患者身份无误；卫生手消毒，固定导管，将敷料由四周向中心以 0°或 180°松解，脱离皮肤沿导管尾端向穿刺点方向移除敷料；拔除无损针放入锐器盒内。	3
	4. 准备敷料：卫生手消毒，打开护理套件，戴无菌手套。	5
	5. 清洁和消毒：①以穿刺点为中心，用 75% 酒精棉棒按顺—逆—顺顺序由内向外螺旋式清洁，去除污渍；②使用 2% 葡萄糖酸氯己定消毒棉棒以穿刺点为中心，来回往复摩擦消毒皮肤 30 s，或用含碘消毒剂消毒棉棒以穿刺点为中心，由内向外螺旋消毒皮肤；③消毒面积应大于敷料面积，自然待干。	5

续表

项目	操作规程	分值
操作质量70分	6. 涂抹皮肤保护剂：消毒充分待干后，避开穿刺部位1 cm，由内向外涂抹皮肤保护剂，待干。	5
	7. 检查无损伤套件，20 mL生理盐水预冲，备用。	5
	8. 触诊定位穿刺隔，一手找到输液港注射座的位置，拇指与示指、中指呈三角形，将输液港拱起；另一手持无损伤针自三指中心处垂直刺入穿刺隔（不要过度绷紧皮肤），直达储液槽基座底部；有阻力时不可强行进针。	10
	9. 穿刺成功后，回抽血，用生理盐水20 mL脉冲式冲洗无损伤针和输液港，连接输液：无菌纱布垫在无损伤针针尾下方，根据实际情况确定纱布的厚度，用透明敷料固定无损伤针，连接已备好的液体。治疗间歇封管：用20 mL生理盐水脉冲式冲管，100 u/mL肝素盐水5 mL注射，剩下最后0.5 mL时，以两指固定泵体，边注射边撤出无损伤针，正压封管。	10
	10. 注明更换敷料和无损伤针的日期、时间或封管时间，以及操作者姓名。	5
	11. 整理床单位，向患者交代注意事项。	4
	12. 整理用物，洗手，记录。	3
	13. 输液完毕后，分离无损伤针与输液器；用生理盐水或预冲液冲管后正压封管。	5
	14. 洗手、记录，规范处理医疗废物。	2
终末质量15分	1. 严格执行无菌技术操作原则及查对制度。	5
	2. 操作中做到以患者为中心，严密观察患者的反应和主诉。	5
	3. 垃圾分类放置，终末处理符合要求。	5

二十、中心静脉压的监测

中心静脉压的监测操作规程及评分标准见表5－20。

表5－20　中心静脉压的监测操作规程及评分标准

项目	操作规程	分值
准备质量15分	1. 人员要求：衣帽整洁，洗手，戴口罩。	2
	2. 环境评估：环境整洁、安静、光线适宜，无电磁波干扰。	3
	3. 物品准备：一次性压力传感器、压力导联线、肝素盐水、弯盘、无菌巾、75%酒精、无菌棉棒、无菌持物镊、加压包、10 mL注射器、速干手消毒剂。	7
	4. 检查无菌物品有效期。	3

续表

项目	操作规程	分值
操作质量70分	1. 将用物携至患者床旁，核对患者信息无误。	3
	2. 告知患者CVP监测的目的、方法及配合要点，询问患者有无需求并协助解决，协助患者取舒适卧位，卫生手消毒。	4
	3. 连接电源，先打开主机开关，再开显示屏开关，检查心电监护仪性能，根据监护的项目设置监护通道，将导线连接于压力模块，设置CVP通道及标度。	10
	4. 将肝素盐水放置于加压袋内，加压至300 mmHg左右，并悬挂于输液架上。将一次性压力传感器与导线连接，消毒肝素盐水瓶口，将一次性压力传感器冲管端插入液面下，打开冲管阀排气。	10
	5. 患者取平卧位，暴露中心静脉导管，在中心静脉连接口处铺无菌巾，戴无菌手套，关闭CVP管道开关，打开CVP接口，消毒管端，接带生理盐水的注射器，打开开关，抽回血，判断CVP导管是否顺畅，检查CVP导管的深度。	10
	6. 将一次性压力传感器与CVP导管连接，并冲管。将传感器置于患者右心房水平（即第4肋间腋中线）。	10
	7. 开始归零：先将传感器通向患者端关闭，使传感器与大气相通，按归零键，屏幕显示归零结束，关闭大气端，将传感器与CVP导管相通。	10
	8. 观察屏幕CVP典型波形稳定后，记录数值。	5
	9. 整理用物及患者床单位，协助患者取舒适卧位。向患者交代注意事项，将呼叫器放于患者可及位置。	5
	10. 洗手，规范处置医疗废物。	3
终末质量15分	1. 严格执行无菌技术操作原则及查对制度。	5
	2. 动作敏捷，操作细心准确。	2
	3. 输液符合操作要求，输入通畅，局部无肿胀、渗漏。	3
	4. 操作过程中能做到关心患者，以患者为中心，确保安全。	5

二十一、Swan - Gans 导管的监测

Swan - Gans 导管的监测操作规程及评分标准见表 5 - 21。

表 5 - 21　Swan - Gans 导管的监测操作规程及评分标准

项目	操作规程	分值
准备质量15 分	1. 人员要求：衣帽整洁，洗手，戴口罩。	2
	2. 环境评估：环境整洁、安静、光线适宜，无电磁波干扰。	3
	3. 物品准备：传感导线、测压套件、加压袋、肝素盐水、治疗盘、弯盘、医用胶带、碘伏、棉棒、速干手消毒剂。	7
	4. 检查无菌物品有效期。	3
操作质量70 分	1. 将用物携至患者床旁，核对患者信息。评估患者病情、体位、自理能力及合作程度，评估静脉导管是否通畅，穿刺处有无渗血，穿刺周围皮肤有无皮下气肿。	8
	2. 告知患者操作的目的及注意事项，以取得配合。卫生手消毒。	6
	3. 将配好的肝素盐水置于加压袋中，充气加压至 300 mmHg，排气备用。	6
	4. 设置监护通道、参数及最适标尺，连接导线及测压组件至静脉导管，保持各接头连接紧密，严格无菌操作。	10
	5. 患者取平卧位，将传感器置于腋中线第 4 肋间（与右心房平齐）。	5
	6. 调节零点：使换能器与患者心脏在同一水平，扭转三通，使换能器与大气相通。待监护仪压力数值显示为零时，表示零点调整完毕。	10
	7. 测量肺动脉楔压时，应将气囊缓慢充气（充气量 <1.5 mL）。	5
	8. 待出现嵌顿压图形后，应将气囊缓慢放气。	5
	9. 观察测量数据和波形，有异常时及时查找原因并通知医生。	5
	10. 整理用物及床单位，将患者置于舒适卧位，并告知其注意事项。	5
	11. 洗手，记录。	5
终末质量15 分	1. 符合无菌技术操作原则及查对制度。	6
	2. 动作敏捷，操作细心准确。	5
	3. 操作过程中能做到关心患者，以患者为中心，确保安全。	4

二十二、脐静脉给药

脐静脉给药操作规程及评分标准见表5－22。

表5－22　脐静脉给药操作规程及评分标准

项目	操作规程	分值
准备质量15分	1. 人员要求：衣帽整洁，洗手，戴口罩。	2
	2. 环境评估：环境整洁、安静、光线充足，符合无菌操作、职业防护要求。	3
	3. 物品准备：无菌盘、无菌治疗巾、皮肤消毒剂、棉棒、一次性注射器（50 mL、20 mL或10 mL）、一次性延长管、一次性无菌输液针头、生理盐水、输液贴、医用胶带、巡视卡、注射卡、弯盘、速干手消毒剂、笔、手表、锐器盒、微量注射泵。必要时备配电盘。	7
	4. 检查无菌物品有效期。	3
操作质量70分	1. 将用物携至患儿床旁，核对患儿信息，查看心电监护仪，了解患儿的病情，向患儿家属说明目的、方法、配合要点，询问需求并协助解决。	8
	2. 稳妥放置并固定微量输液泵，接通电源，检查机器性能。	5
	3. 卫生手消毒，将抽取生理盐水的10 mL注射器连接输液接头，排净空气后将注射器固定于微量注射泵槽内，遵医嘱设置单位时间内药物注射量。	8
	4. 患儿仰卧于婴儿辐射保暖床上，协助患儿取合适体位。	3
	5. 评估患儿脐部情况，观察脐部有无渗血、渗液、红肿等情况，查看脐静脉插管外露长度。	8
	6. 卫生手消毒，严格消毒脐静脉导管肝素帽。	5
	7. 检查延长管内有无空气。	6
	8. 再次消毒脐静脉导管肝素帽，将输液针头刺入肝素帽，脉冲式冲管，通畅后，连接延长管，妥善固定输液针头。	10
	9. 再次查看脐静脉插管外露长度，打开泵入开关，按启动键开始注射药液。	5
	10. 再次核对治疗卡与泵入速度，填写输液巡视卡各项内容。	5
	11. 向家属交代注意事项，整理患儿床单位。	3
	12. 整理用物，洗手，记录。	4
终末质量15分	1. 符合无菌技术操作原则及查对制度。	5
	2. 注射器放置位置正确，连接管衔接紧密。	5
	3. 规范使用注射泵，报警时及时查看，排除故障。	5

二十三、输液辅加装置的使用

输液辅加装置的使用操作规程及评分标准见表5-23。

表5-23 输液辅加装置的使用操作规程及评分标准

项目	操作规程	分值
准备质量15分	1. 人员要求：衣帽整洁，洗手，戴口罩。	2
	2. 环境评估：环境整洁、安静、光线充足，符合无菌操作、职业防护要求。	3
	3. 物品准备： （1）治疗车上层：无菌盘内含输液附加装置、皮肤消毒剂、酒精棉片、棉棒、无菌纱布、含生理盐水5 mL和10 mL注射器或预充式导管冲洗器各1~2具、速干手消毒剂、弯盘。 （2）治疗车下层：锐器盒、止血带回收盒、内置黄色垃圾袋的污物桶。	7
	4. 检查无菌物品有效期。	3
操作质量70分	1. 携带用物至患者床旁，核对患者床号、姓名（反问式提问）、腕带。协助患者取舒适卧位，铺垫巾，向患者解释应用肝素帽（输液接头或三通接头）的目的及注意事项，以取得合作。	10
	2. 打开输液接头（肝素帽/三通）外包装，取出输液接头（肝素帽/三通），预冲后备用。洗手，戴清洁手套后用无菌纱布衬垫取下原有输液接头（肝素帽/三通），酒精棉片包绕导管末端，用力摩擦5~15 s，待干。连接新接头（肝素帽/三通）。	15
	3. 按规范进行冲管及封管，或连接输液器输液。	15
	4. 注明更换日期及时间，卫生手消毒，记录。	15
	5. 使用三通接头时，输液完毕按需关闭或移除三通接头。	10
	6. 整理用物，洗手，必要时记录。	5
终末质量15分	1. 符合无菌技术操作原则及查对制度。	5
	2. 告知患者使用输液附加装置目的、时间及注意事项。	5
	3. 垃圾分类放置，终末处理符合要求。	5

附录一　静脉治疗护理技术操作规范（WS/T 433—2013）

1　**范围**

本标准规定了静脉治疗护理技术操作要求。

本标准适用于全国各级各类医疗机构从事静脉治疗护理技术操作的医务人员。

2　**规范性引用文件**

下列文件对于本文件的应用是必不可少的。凡是注日期的引用文件，仅所注日期的版本适用于本文件。凡是不注日期的引用文件，其最新版本（包括所有的修改单）适用于本文件。

GBZ/T 213—2008 血源性病原体职业接触防护导则

WS/T 313—2009 医务人员手卫生规范

3　**术语和定义**

下列术语和定义适用于本文件。

3.1　静脉治疗 infusion therapy

将各种药物（包括血液制品）及血液通过静脉注入血液循环的治疗方法。包括静脉注射、静脉输注和静脉输血；常用工具包括：一次性静脉输注钢针、外周静脉留置针、中心静脉导管、经外周静脉置入中心静脉导管、输液港以及输液辅助装置等。

3.2　中心静脉导管 central venous catheter

经锁骨下静脉、颈内静脉、股静脉穿刺置管，尖端置于上腔静脉或下腔静脉的导管。

3.3　经外周置入中心静脉导管 peripherally inserted central catheter

经上肢贵要静脉、肘正中静脉、头静脉、肱静脉，颈外静脉（新生儿还可通过下肢大隐静脉、头部颞静脉、耳后静脉等）穿刺置管，导管尖端位于上腔静脉或下腔静脉的导管。

3.4　输液港 implantable venous access port

完全置入人体内的闭合输液装置，包括尖端置于上腔静脉的导管部分和埋植于皮下的注射座。

3.5　无菌技术 aseptic technique

在执行医疗、护理操作过程中，防止一切微生物入侵机体，保持无菌物品及无菌区域不被污染的技术。

3.6　导管相关性血流感染 catheter related blood stream infection

带有血管内导管或者拔除血管内导管 48 h 内的患者出现菌血症或真菌血症，并伴有发热（>38 ℃）、寒战或低血压等感染表现，除血管导管外没有其他明确的感染源。实验室微生物学检查显示：外周静脉血培养细菌或真菌阳性；或者从导管段和外周血培养出相同种类、相同药敏结果的致病菌。

3.7　药物渗出 infiltration of drug

静脉输液过程中，非腐蚀性药物进入静脉管腔以外的周围组织。

3.8　药物外渗 extravasation of drug

静脉输液过程中，腐蚀性药物进入静脉管腔以外的周围组织。

3.9　药物外溢 spill

在药物配置及使用过程中，药物意外溢出暴露于环境中，如皮肤表面、台面、地面等。

4　缩略语

下列缩略语适用于本文件。

CVC：中心静脉导管（central venous catheter）

PICC：经外周静脉置入中心静脉导管（peripherally inserted central catheter）

PN：肠外营养（parenteral nutrition）

PORT：输液港（implantable venous access port）

PVC：外周静脉导管（peripheral venous catheter）

5　基本要求

5.1　静脉药物的配制和使用应在洁净的环境中完成。

5.2　实施静脉治疗护理技术操作的医务人员应为注册护士、医师和乡村医生，并应定期进行静脉治疗所必需的专业知识及技能培训。

5.3　PICC 置管操作应由经过 PICC 专业知识与技能培训、考核合格且有 5 年及以上临床工作经验的操作者完成。

5.4　应对患者和照顾者进行静脉治疗、导管使用及维护等相关知识的教育。

6　操作程序

6.1　基本原则

6.1.1　所有操作应执行查对制度并对患者进行两种以上的身份识别，询问过敏史。

6.1.2　穿刺针、导管、注射器、输液（血）器及输液附加装置等应一人一用一灭菌，一次性使用的医疗器具不应重复使用。

6.1.3　易发生血源性病原体职业暴露的高危病区宜选用一次性安全型注射和输液装置。

6.1.4　静脉注射、静脉输液、静脉输血及静脉导管穿刺和维护应遵循无菌技术操作原则。

6.1.5　操作前后应执行 WS/T 313 规定，不应以戴手套取代手卫生。

6.1.6　置入 PVC 时宜用清洁手套，置入 PICC 时宜遵守最大无菌屏障原则。

6.1.7　PICC 穿刺以及 PICC、CVC、PORT 维护时，宜使用专用护理包。

6.1.8　穿刺及维护时应选择合格的皮肤消毒剂，宜使用 2% 葡萄糖酸氯己定乙醇溶液（年龄 <2 个月的婴儿慎用）、有效碘浓度不低于 0.5% 的碘伏或 2% 碘酊溶液和 75% 酒精。

6.1.9　消毒时应以穿刺点为中心擦拭，至少消毒 2 遍或遵循消毒剂使用说明书，待自然干燥后方可穿刺。

6.1.10　置管部位不应接触丙酮、乙醚等有机溶剂，不宜在穿刺部位使用抗菌油膏。

6.2　操作前评估

6.2.1　评估患者的年龄、病情、过敏史、静脉治疗方案、药物性质等，选择合适的输注途径和静脉治疗工具。

6.2.2　评估穿刺部位皮肤情况和静脉条件，在满足治疗需要的情况下，尽量选择较细、较短的导管。

6.2.3　一次性静脉输注钢针宜用于短期或单次给药，腐蚀性药物不应使用一次性静脉输液钢针。

6.2.4　外周静脉留置针宜用于短期静脉输液治疗，不宜用于腐蚀性药物等持续性静脉输注。

6.2.5　PICC 宜用于中长期静脉治疗，可用于任何性质的药物输注，不应用于高压注射泵注射造影剂和血液动力学监测（耐高压导管除外）。

6.2.6　CVC 可用于任何性质的药物输注、血液动力学的监测，不应用于高压注射泵注射造影剂（耐高压导管除外）。

6.2.7　PORT 可用于任何性质的药物输注，不应使用高压注射泵注射造影剂（耐高压导管除外）。

6.3　穿刺

6.3.1　PVC 穿刺

6.3.1.1　PVC 穿刺包括一次性静脉输液钢针穿刺和外周静脉留置针穿刺。

6.3.1.2　PVC 穿刺应按以下步骤进行：

a）取舒适体位，解释说明穿刺目的及注意事项；

b）选择穿刺静脉，皮肤消毒；

c）在穿刺点上方扎止血带，绷紧皮肤穿刺进针，见回血后可再次进入少许；

d）如为外周静脉留置针则固定针芯，送外套管入静脉，退出针芯，松止血带；

e）选择透明或纱布类无菌敷料固定穿刺针，敷料外应注明日期、操作者签名。

6.3.1.3 PVC穿刺时应注意以下事项：

a）宜选择上肢静脉作为穿刺部位，避开静脉瓣、关节部位以及有瘢痕、炎症、硬结等的静脉；

b）成年人不宜选择下肢静脉进行穿刺；

c）小儿不宜首选头皮静脉；

d）接受乳房根治术和腋下淋巴结清扫术的患者应选健侧肢体进行穿刺，有血栓史和血管手术史的静脉不应进行置管；

e）一次性静脉输液钢针穿刺处的皮肤消毒范围直径应≥5 cm，外周静脉留置针穿刺处的皮肤消毒范围直径应≥8 cm，应待消毒液自然干燥后再进行穿刺；

f）应告知患者穿刺部位出现肿胀、疼痛等异常不适时，及时告知医务人员。

6.3.2 PICC穿刺

6.3.2.1 PICC穿刺按以下步骤进行：

a）核对确认置管医嘱，查看相关化验报告；

b）确认已签署置管知情同意书；

c）取舒适体位，测量置管侧的臂围和预置管长度，手臂外展与躯干成45°~90°，对患者在操作过程需要配合的动作进行指导；

d）以穿刺点为中心消毒皮肤，直径≥20 cm，铺巾，建立最大化无菌屏障；

e）用生理盐水预冲导管，检查导管完整性；

f）在穿刺点上方扎止血带，按需要进行穿刺点局部浸润麻醉，实施静脉穿刺，见回血后降低角度进针少许，固定针芯，送入外套管，将导管均匀缓慢送入至预测量的刻度；

g）抽回血，确认导管位于静脉内，冲封管后应选择透明或纱布类无菌敷料固定导管，敷料外应注明日期、操作者签名；

h）通过X线片确定导管尖端位置；

i）应记录穿刺静脉、穿刺日期、导管刻度、导管尖端位置等，测量双侧上臂臂围并与置管前对照。

6.3.2.2 PICC穿刺时应注意以下事项：

a）接受乳房根治术或腋下淋巴结清扫的术侧肢体、锁骨下淋巴结肿大或有肿块侧、安装起搏器侧不宜进行同侧置管，患有上腔静脉压迫综合征的患者不宜进行置管；

b）宜选择肘部或上臂静脉作为穿刺部位，避开肘窝、感染及有损伤的部位；新生儿还可选择下肢静脉、头部静脉和颈部静脉；

c）有血栓史、血管手术史的静脉不应进行置管；放疗部位不宜进行置管。

6.4 应用

6.4.1 静脉注射

6.4.1.1 应根据药物及病情选择适当推注速度。

6.4.1.2 注射过程中，应注意患者的用药反应，观察患者有无输液反应，穿刺部位有无红、肿、热、痛、渗出的表现。

6.4.1.3 推注刺激性、腐蚀性药物过程中，应注意观察回血情况，确保导管在静脉管腔内。

6.4.2 静脉输液

6.4.2.1 应根据药物及病情调节滴速。

6.4.2.2 输液过程中，应定时巡视，观察患者有无输液反应，穿刺部位有无红、肿、热、痛、渗出等表现。

6.4.2.3 输入刺激性、腐蚀性药物过程中，应注意观察回血情况，确保导管在静脉内。

6.4.3 PN

6.4.3.1 宜由经培训的医护人员在层流室或超净台内进行配制。

6.4.3.2 配好的 PN 标签上应注明科室、病案号、床号、姓名、药物的名称、剂量、配制日期和时间。

6.4.3.3 宜现用现配，应在 24 h 内输注完毕。

6.4.3.4 如需存放，应置于 4 ℃冰箱内，并应复温后再输注。

6.4.3.5 输注前应检查有无悬浮物或沉淀，并注明开始输注的日期及时间。

6.4.3.6 应使用单独输液器匀速输注。

6.4.3.7 单独输注脂肪乳剂时，输注时间应严格遵照药物说明书。

6.4.3.8 在输注的 PN 中不应添加任何药物。

6.4.3.9 应注意观察患者对 PN 的反应，及时处理并发症并记录。

6.4.4 密闭式输血

6.4.4.1 输血前应了解患者血型、输血史及不良反应史。

6.4.4.2 输血前和床旁输血时应分别双人核对输血信息，无误后才可输注。

6.4.4.3 输血起始速度宜慢，应观察 15 min 无不适后再根据患者病情、年龄及输注血液制品的成分调节滴速。

6.4.4.4 血液制品不应加热，不应随意加入其他药物。

6.4.4.5 全血、成分血和其他血液制品应从血库取出后 30 min 内输注，1 个单位的全血或成分血应在 4 h 内输完。

6.4.4.6 输血过程中应对患者进行监测。

6.4.4.7 输血完毕应记录，空血袋应低温保存 24 h。

6.5 静脉导管的维护

6.5.1 冲管及封管

6.5.1.1 经 PVC 输注药物前宜通过输入生理盐水确定导管在静脉内；经 PICC、CVC、PORT 输注药物前宜通过回抽血液来确定导管在静脉内。

6.5.1.2 PICC、CVC、PORT 的冲管和封管应使用 10 mL 以上注射器或一次性专用冲洗装置。

6.5.1.3 给药前后或使用两种不同药物之间宜用生理盐水脉冲式冲洗导管，如果遇到阻力或者抽吸无回血，应进一步确定导管的通畅性，不应强行冲洗导管。

6.5.1.4 输液完毕应用导管容积加延长管容积 2 倍的生理盐水或肝素盐水正压封管。

6.5.1.5 肝素盐水的浓度，输液港可用 100 u/mL，PICC 及 CVC 可用 0～10 u/mL。

6.5.1.6 连接 PORT 时应使用专用的无损伤针穿刺，持续输液时无损伤针应每7 d 更换一次。

6.5.1.7 PORT 在治疗间歇期应至少每 4 周维护一次。

6.5.1.8 PICC 导管在治疗间歇期间应至少每周维护一次。

6.5.2 敷料的更换

6.5.2.1 应每日观察穿刺点及周围皮肤的完整性。

6.5.2.2 无菌透明敷料应至少每 7 d 更换一次，无菌纱布敷料应至少每 2 d 更换一次；若穿刺部位发生渗液、渗血时应及时更换敷料；穿刺部位的敷料发生松动、污染等完整性受损时应立即更换。

6.6 输液（血）器及输液附加装置的使用

6.6.1 输注药品说明书所规定的避光药物时，应使用避光输液器。

6.6.2 输注脂肪乳剂、化疗药物以及中药制剂时宜使用精密过滤输液器。

6.6.3 输注的两种不同药物间有配伍禁忌时，在前一种药物输注结束后，应冲洗输液器及导管，或更换输液器，再接下一种药物继续输注。

6.6.4 使用输血器时，输血前后应用无菌生理盐水冲洗输血管道；连续输入不同供血者的血液时，应在前一袋血输尽后，用无菌生理盐水冲洗输血器，再接下一袋血继续输注。

6.6.5 输液附加装置包括三通、延长管、肝素帽、无针接头、过滤器等，应尽可能减少输液附加装置的使用。

6.6.6 输液附加装置宜选用螺旋接口，常规排气后与输液装置紧密连接。

6.6.7 经输液接头（或接口）进行输液及推注药液前，应使用消毒剂多方位擦拭各种接头（或接口）的横切面及外围。

6.7　输液（血）器及输液附加装置的更换

6.7.1　输液器应每 24 h 更换一次，如怀疑被污染或完整性受到破坏时应立即更换。

6.7.2　用于输注全血、成分血或生物制剂的输血器宜 4 h 更换一次。

6.7.3　输液附加装置应和输液装置一并更换，在不使用时应保持密闭状态，其中任何一部分的完整性受损时都应及时更换。

6.7.4　外周静脉留置针附加的肝素帽或无针接头宜随外周静脉留置针一起更换；PICC、CVC、PORT 附加的肝素帽或无针接头应至少每 7 天更换 1 次；肝素帽或无针接头内有血液残留、完整性受损或取下后，应立即更换。

6.8　导管的拔除

6.8.1　外周静脉留置针应 72~96 h 更换一次。

6.8.2　应监测静脉导管穿刺部位，并根据患者病情、导管类型、留置时间、并发症等因素进行评估，尽早拔除。

6.8.3　PICC 留置时间不宜超过 1 年或遵照产品使用说明书。

6.8.4　静脉导管拔出后应检查导管的完整性，PICC、CVC、PORT 还应保持穿刺点 24 h 密闭。

7　静脉治疗相关并发症处理原则

7.1　静脉炎

7.1.1　应拔除 PVC，可暂时保留 PICC；及时通知医师给予对症处理。

7.1.2　将患肢抬高、制动，避免受压；必要时，应停止在患肢静脉输液。

7.1.3　应观察局部及全身情况的变化并记录。

7.2　药物渗出与药物外渗

7.2.1　应立即停止在原部位输液，抬高患肢，及时通知医师，给予对症处理。

7.2.2　观察渗出或外渗区域的皮肤颜色、温度、感觉等变化及关节活动和患肢远端血运情况并记录。

7.3　导管相关性静脉血栓形成

7.3.1　可疑导管相关性静脉血栓形成时，应抬高患肢并制动，不应热敷、按摩、压迫，立即通知医师对症处理并记录。

7.3.2　应观察置管侧肢体、肩部、颈部及胸部肿胀、疼痛、皮肤温度及颜色、出血倾向及功能活动情况。

7.4　导管堵塞

7.4.1　静脉导管堵塞时，应分析堵塞原因，不应强行推注生理盐水。

7.4.2　确认导管堵塞时，PVC 应立即拔除，PICC、CVC、PORT 应遵医嘱及时处理并记录。

7.5　导管相关性血流感染

可疑导管相关性血流感染时，应立即停止输液，拔除 PVC，暂时保留 PICC、CVC、PORT，遵医嘱给予抽取血培养等处理并记录。

8　**职业防护**

8.1　针刺伤防护

针刺伤防护操作按 GBZ/T 213 执行。

8.2　抗肿瘤药物防护

8.2.1　配制抗肿瘤药物的区域应为相对独立的空间，宜在Ⅱ级或Ⅲ级垂直层流生物安全柜内配制。

8.2.2　使用抗肿瘤药物的环境中可配备溢出包，内含防水隔离衣、一次性口罩、乳胶手套、面罩、护目镜、鞋套、吸水垫及垃圾袋等。

8.2.3　配药时操作者应戴双层手套（内层为 PVC 手套，外层为乳胶手套）、一次性口罩；宜穿防水、无絮状物材料制成、前部完全封闭的隔离衣；可佩戴护目镜；配药操作台面应垫以防渗透吸水垫，污染或操作结束时应及时更换。

8.2.4　给药时，操作者宜戴双层手套和一次性口罩；静脉给药时宜采用全密闭式输注系统。

8.2.5　所有抗肿瘤药物污染物品应丢弃在有毒性药物标识的容器中。

8.2.6　抗肿瘤药物外溢时按以下步骤进行处理：

a）操作者应穿戴个人防护用品；

b）应立即标明污染范围，粉剂药物外溢应使用湿纱布垫擦拭，水剂药物外溅应使用吸水纱布垫吸附，污染表面应使用清水清洗；

c）如药液不慎溅在皮肤或眼睛内，应立即用清水反复冲洗；

d）记录外溢药物名称、时间、溢出量、处理过程以及受污染的人员。

附录二　医务人员手卫生规范
（WS/T 313—2009）

1　范围

本标准规定了医务人员手卫生的管理与基本要求、手卫生设施、洗手与卫生手消毒、外科手消毒、手卫生效果的监测等。

本标准适用于各级各类医疗机构。

2　规范性引用文件

下列文件中的条款通过本标准的引用而成为本标准的条款。凡是标注日期的引用文件，其随后所有的修改（不包括勘误内容）或修订版均不适用于本标准，然而，鼓励根据本标准达成协议的各方研究是否可使用这些文件的最新版本。凡是不注明日期的引用文件，其最新版本适用于本标准。

GB 5749 生活饮用水卫生标准

3　术语和定义

下列术语和定义适用于本标准。

3.1　手卫生 hand hygiene

为医务人员洗手、卫生手消毒和外科手消毒的总称。

3.2　洗手 handwashing

医务人员用肥皂（皂液）和流动水洗手，去除手部皮肤污垢、碎屑和部分致病菌的过程。

3.3　卫生手消毒 antiseptic handrubbing

医务人员用速干手消毒剂揉搓双手，以减少手部暂居菌的过程。

3.4　外科手消毒 surgical hand antisepsis

外科手术前医务人员用肥皂（皂液）和流动水洗手，再用手消毒剂清除或者杀灭手部暂居菌和减少常居菌的过程。使用的手消毒剂可具有持续抗菌活性。

3.5　常居菌 resident skin flora

能从大部分人体皮肤上分离出来的微生物，是皮肤上持久的固有的寄居菌，不易被机械的摩擦清除。如凝固酶阴性葡萄球菌、棒状杆菌类、丙酸菌属、不动杆菌属等。一般情况下不致病。

3.6　暂居菌 transient skin flora

寄居在皮肤表层，常规洗手容易被清除的微生物。直接接触患者或被污染的物体表面时可获得，可随时通过手传播，与医院感染密切相关。

3.7 手消毒剂 hand antiseptic agent

用于手部皮肤消毒，以减少手部皮肤细菌的消毒剂，如乙醇、异丙醇、氯己定、碘伏等。

3.7.1 速干手消毒剂 alcohol-based hand rub

含有醇类和护肤成分的手消毒剂。包括水剂、凝胶和泡沫型。

3.7.2 免冲洗手消毒剂 waterless antiseptic agent

主要用于外科手消毒，消毒后不需用水冲洗的手消毒剂。包括水剂、凝胶和泡沫型。

3.8 手卫生设施 hand hygiene facilities

用于洗手与手消毒的设施，包括洗手池、水龙头、流动水、清洁剂、干手用品、手消毒剂等。

4 手卫生的管理与基本要求

4.1 医疗机构应制定并落实手卫生管理制度，配备有效、便捷的手卫生设施。

4.2 医疗机构应定期开展手卫生的全员培训，医务人员应掌握手卫生知识和正确的手卫生方法，保障洗手与手消毒的效果。

4.3 医疗机构应加强对医务人员工作的指导与监督，提高医务人员手卫生的依从性。

4.4 手消毒效果应达到如下相应要求：

a）卫生手清毒，监测的细菌菌落总数应≤10 cfu/cm^2；

b）外科手消毒，监测的细菌菌落总数应≤5 cfu/cm^2；

5 手卫生设施

5.1 洗手与卫生手消毒设施

5.1.1 设置流动水洗手设施。

5.1.2 手术室、产房、导管室、层流洁净病房、骨髓移植病房、器官移植病房、重症监护病房、新生儿室、母婴室、血液透析病房、烧伤病房、感染疾病科、口腔科、消毒供应中心等重点部门应配备非手触式水龙头。有条件的医疗机构在诊疗区域均宜配备非手触式水龙头。

5.1.3 应配备清洁剂。肥皂应保持清洁与干燥。盛放皂液的容器宜为一次性使用，重复使用的容器应每周清洁与消毒。皂液有混浊或变色时及时更换，并清洁、消毒容器。

5.1.4 应配备干手物品或者设施，避免二次污染。

5.1.5 应配备合格的速干手消毒剂。

5.1.6 手卫生设施的设置应方便医务人员使用。

5.1.7 卫生手消毒剂应符合下列要求：

a）应符合国家有关规定。

b）宜使用一次性包装。

c）医务人员对选用的手消毒剂应有良好的接受性，手消毒剂无异味、无刺激性等。

5.2 外科手消毒设施

5.2.1 应配置洗手池。洗手池设置在手术间附近，水池大小、高矮适宜，能防止洗手水溅出，池面应光滑无死角易于清洁。洗手池应每日清洁与消毒。

5.2.2 洗手池及水龙头的数量应根据手术间的数量设置，水龙头数量应不少于手术间的数量，水龙头开关应为非手触式。

5.2.3 应配备清洁剂，并符合5.1.3的要求。

5.2.4 应配备清洁指甲用品；可配备手卫生的揉搓用品。如配备手刷，刷手应柔软，并定期检查，及时剔除不合格手刷。

5.2.5 手消毒剂应取得卫生部卫生许可批件，有效期内使用。

5.2.6 手消毒剂的出液器应采用非手触式。消毒剂宜采用一次性包装，重复使用的消毒剂容器应每周清洁与消毒。

5.2.7 应配备干手物品。干手巾应每人一用，用后清洁、灭菌；盛装消毒巾的容器应每次清洗、灭菌。

5.2.8 应配备计时装置、洗手流程及说明图。

6 洗手与卫生手消毒

6.1 洗手与卫生手消毒应遵循以下原则：

a）当手部有血液或其他体液等肉眼可见的污染时，应用肥皂（皂液）和流动水洗手。

b）手部没有肉眼可见污染时，宜使用速干手消毒剂消毒双手代替洗手。

6.2 在下列情况下，医务人员应根据6.1的原则选择洗手或使用速干手消毒剂：

a）直接接触每个患者前后，从同一患者身体的污染部位移动到清洁部位时。

b）接触患者黏膜、破损皮肤或伤口前后，接触患者的血液、体液、分泌物、排泄物、伤口敷料等之后。

c）穿脱隔离衣前后，摘手套后。

d）进行无菌操作，接触清洁、无菌物品之前。

e）接触患者周围环境及物品后。

f）处理药物或配餐前。

6.3 医务人员在下列情况时应先洗手，然后进行手卫生消毒：

a）接触患者的血液、体液和分泌物以及被传染性致病微生物污染的物品后。

b）直接为传染病患者进行检查、治疗、护理或处理传染患者污物之后。

6.4 医务人员洗手方法，见附录A。

6.5 消毒应遵循以下方法：

a）取适量的速干手消毒剂于掌心。

b）严格按照附录A医务人员洗手方法A.3揉搓的步骤进行揉搓。

c）揉搓时保证手消毒剂完全覆盖手部皮肤，直至手部干燥。

7 外科手消毒

7.1 外科手消毒应遵循以下原则：

a）先洗手，后消毒。

b）不同患者手术之间、手套破损或手被污染时，应重新进行外科手消毒。

7.2 洗手方法与要求

7.2.1 洗手之前应先摘除手部饰物，并修剪指甲，长度应不超过指尖。

7.2.2 取适量的清洁剂清洗双手、前臂和上臂下1/3，并认真揉搓。清洁双手时，应注意清洁指甲下的污垢和手部皮肤的皱褶处。

7.2.3 流动水冲洗双手、前臂和上臂下1/3。

7.2.4 使用干手物品擦干双手、前臂和上臂下1/3。

7.3 外科手消毒方法

7.3.1 冲洗手消毒方法 取适量的手消毒剂涂抹至双手的每个部位、前臂和上臂下1/3，并认真揉搓2~6 min，用流动水冲净双手、前臂和上臂下1/3，无菌巾彻底擦干。流动水应达到GB 5749的规定。特殊情况水质达不到要求时，手术医师在戴手套前，应用醇类手消毒剂再消毒双手后戴手套。手消毒剂的取液量、揉搓时间及使用方法遵循产品的使用说明。

7.3.2 免冲洗手消毒方法 取适量的免冲洗手消毒剂涂抹至双手的每个部位、前臂和上臂下1/3，并认真揉搓直至消毒剂干燥。手消毒剂的取液量、揉搓时间及使用方法遵循产品的使用说明。

7.4 注意事项

7.4.1 不应戴假指甲，保持指甲和指甲周围组织的清洁。

7.4.2 在整个手消毒过程中应保持双手位于胸前并高于肘部，使水由手部流向肘部。

7.4.3 洗手与消毒可使用海绵、其他揉搓用品或双手相互揉搓。

7.4.4 术后摘除外科手套后，应用肥皂（皂液）清洁双手。

7.4.5 用后的清洁指甲用具，揉搓用品如海绵、手刷等，应放到指定的容器中；揉搓用品应每人使用后消毒或者一次性使用；清洁指甲用品应每日清洁与消毒。

8 手卫生效果的监测

8.1 监测要求

医疗机构应每季度对手术室、产房、导管室、层流洁净病房、骨髓移植病房、器官移植病房、重症监护病房、新生儿室、母婴室、血液透析病房、烧伤病房、感染疾病科、口腔科等部门工作的医务人员手进行消毒效果的监测；当怀疑医院感染暴发与医务人员手卫生有关时，应及时进行监测，并进行相应致病性微生物的检测。

8.2 监测方法

按照附录 B 进行。

8.3 手卫生合格的判断标准

细菌菌落总数符合 4.4 的要求。

附录 A
（规范性附录）
医务人员洗手方法

A.1 在流动水下，使双手充分淋湿。

A.2 取适量肥皂（皂液），均匀涂抹至整个手掌、手背、手指和指缝。

A.3 认真揉搓双手至少 15 s，应注意清洗双手所有皮肤，包括指背、指尖和指缝，具体揉搓步骤为：

A.3.1 掌心相对，手指并拢，相互揉搓，见图 A.1。

A.3.2 手心对手背沿指缝相互揉搓，交换进行，见图 A.2。

A.3.3 掌心相对，双手交叉指缝相互揉搓，见图 A.3。

A.3.4 弯曲手指使关节在另一手掌心旋转揉搓，交换进行，见图 A.4。

A.3.5 右手握住左手大拇指旋转揉搓，交换进行，见图 A.5。

A.3.6 将五个手指尖并拢放在另一手掌心旋转揉搓，交换进行，见图 A.6。

A.4 在流动水下彻底冲净双手，擦干，取适量护手液护肤。

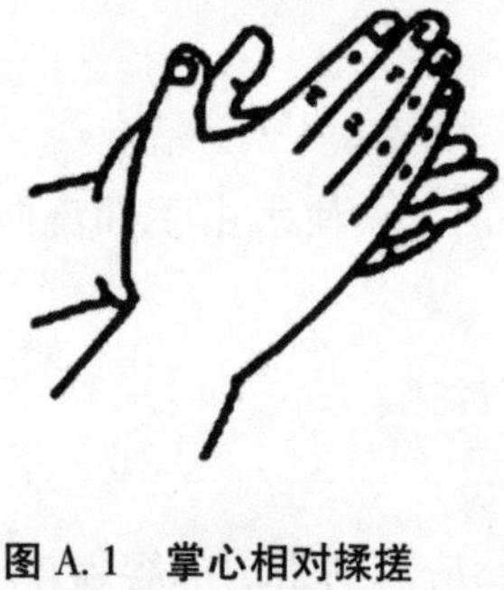

图 A.1 掌心相对揉搓

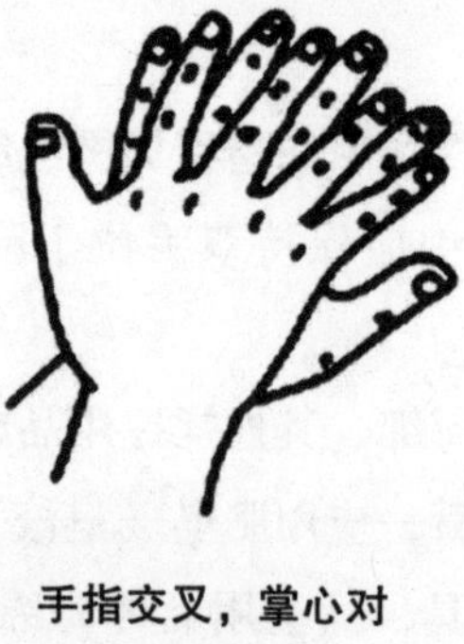

图 A.2 手指交叉，掌心对手背揉搓

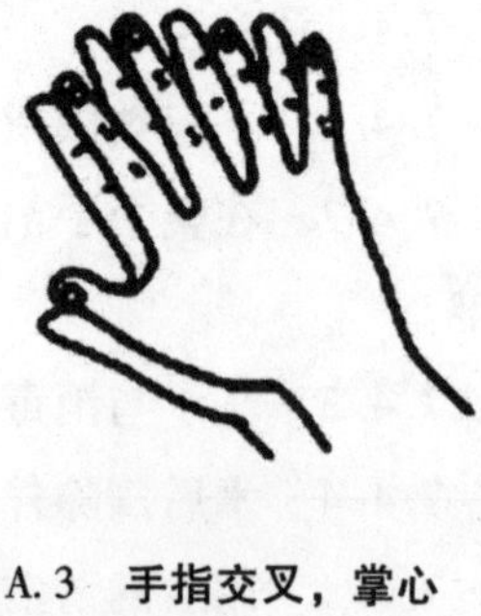

图 A.3 手指交叉，掌心相对揉搓

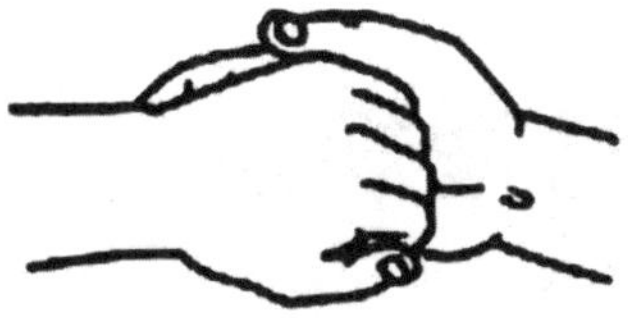

图 A.4 弯曲手指关节在掌心揉搓

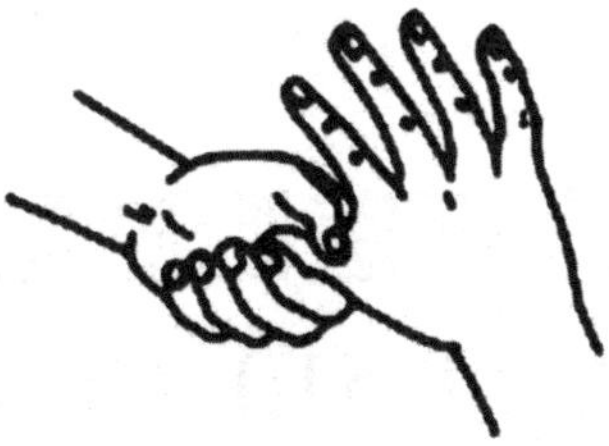

图 A.5 拇指在掌中揉搓

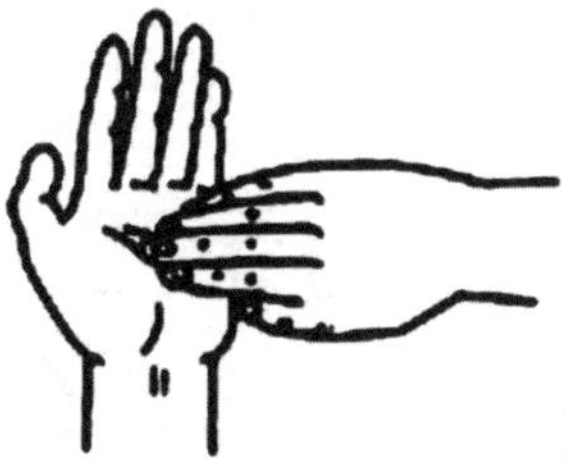

图 A.6 指尖在掌心中揉搓

附录 B

（规范性附录）

手卫生效果的监测方法

B.1 采样时间 在接触患者、进行诊疗活动前采样。

B.2 采样方法 被检者五指并拢，用浸有含相应中和剂的无菌洗脱水液浸湿的棉拭子在双手指屈面从指根到指端往返涂擦 2 次，一只手涂擦面积约 30 cm^2，涂擦过程中同时转动棉拭子；将棉拭子接触操作者的部分剪去，投入 10 mL 含相应中和剂的无菌洗脱液试管内，及时送检。

B.3 检测方法 将采样管在混匀器上振荡 20 s 或用力振打 80 次，用无菌吸管吸取 1.0 mL 等检样品接种于灭菌平皿，每一样本接种 2 个平皿，平皿内加入已融化的 45～48 ℃的营养琼脂 15～18 mL，边倾注边摇匀，待琼脂凝固，置 36 ℃ ±1 ℃温箱培养 48 h，计数菌落数。

细菌菌落数总数计算方法：

细菌菌落总数（cfu/cm^2）＝平板上菌落数×稀释倍数/采样面积（cm^2）

附录三　病区医院感染管理规范
（WS/T 510—2016）

1　**范围**

本标准规定了病区医院感染的管理要求、布局与设施、医院感染监测与报告、医院感染预防与控制、职业防护。

本标准适用于医院病区的医院感染管理。医院其他部门可参照执行。

2　**规范性引用文件**

下列文件对于本文件的应用是必不可少的。凡是注日期的引用文件，仅注日期的版本适用于本文件。凡是不注日期的引用文件，其最新版本（包括所有的修改单）适用于本文件。

GBZ/T 213　血源性病原体职业接触防护导则

GB 19193　疫源地消毒总则

WS 310. 1　医院消毒供应中心　第 1 部分：管理规范

WS 310. 2　医院消毒供应中心　第 2 部分：清洗消毒及灭菌技术操作规范

WS 310. 3　医院消毒供应中心　第 3 部分：清洗消毒及灭菌效果监测标准

WS/T 311　医院隔离技术规范

WS/T 312　医院感染监测规范

WS/T 313　医务人员手卫生规范

WS/T 367　医疗机构消毒技术规范

WS/T 368　医院空气净化管理规范

医务人员艾滋病病毒职业暴露防护工作指导原则（中华人民共和国原卫生部 2004 年）

3　**术语和定义**

下列术语和定义适用于本文件。

3. 1　病区 wardarea

由一个护士站统一管理的多个病室（房）组成的住院临床医疗区域，与住院部公用区域或公用通道由门分隔。一般包括病室（房）、护士站、医生办公室、医务人员值班室、治疗室、污物间等。

3. 2　病室（房）inpatient room

病区内住院患者接受医学观察、诊疗、睡眠、休息和就餐的房间，一般配备床单元、隔离帘、座椅、呼叫系统、氧源、负压吸引系统、手卫生设施、卫生间、非医疗废物桶等。

3.3 床单元 bed unit

病室（房）内为每位住院患者配备的基本服务设施，一般包括病床及其床上用品、床头柜、床边治疗带等。

4 管理要求

4.1 医院感染管理小组

4.1.1 要求

应建立职责明确的病区医院感染管理小组，负责病区医院感染管理工作，小组人员职责明确，并落实。

4.1.2 人员构成

4.1.2.1 病区负责人为本病区医院感染管理第一责任人。

4.1.2.2 医院感染管理小组人员包括医师和护士。

4.1.2.3 医院感染管理小组人员宜为病区内相对固定人员，医师宜具有主治医师以上职称。

4.1.3 职责

4.1.3.1 医院感染管理小组负责本病区医院感染管理的各项工作，结合本病区医院感染防控工作特点，制定相应的医院感染管理制度，并组织实施。

4.1.3.2 根据本病区主要医院感染特点，如医院感染的主要部位、主要病原体、主要侵袭性操作和多重耐药菌感染，制定相应的医院感染预防与控制措施及流程，并组织落实。

4.1.3.3 配合医院感染管理部门进行本病区的医院感染监测，及时报告医院感染病例，并应定期对医院感染监测、防控工作的落实情况进行自查、分析，发现问题及时改进，并做好相应记录。

4.1.3.4 结合本病区多重耐药菌感染及细菌耐药情况，落实医院抗菌药物管理的相关规定。

4.1.3.5 负责对本病区工作人员医院感染管理知识和技能的培训。

4.1.3.6 接受医院对本病区医院感染管理工作的监督、检查与指导，落实医院感染管理相关改进措施，评价改进效果，做好相应记录。

4.2 工作人员

4.2.1 应积极参加医院感染管理相关知识和技能的培训。

4.2.2 应遵守标准预防的原则，落实标准预防的具体措施，手卫生应遵循 WS/T 313的要求；隔离工作应遵循 WS/T 311 的要求；消毒灭菌工作应遵循 WS/T 367 的要求。

4.2.3　应遵循医院及本病区医院感染相关制度。

4.2.4　应开展医院感染的监测，按照医院的要求进行报告。

4.2.5　应了解本病区、本专业相关医院感染特点，包括感染率、感染部位、感染病原体及多重耐药菌感染情况。

4.2.6　在从事无菌技术诊疗操作如注射、治疗、换药等时，应遵守无菌技术操作规程。

4.2.7　应遵循国家抗菌药物合理使用的管理原则，合理使用抗菌药物。

4.2.8　保洁员、配膳员等应掌握与本职工作相关的清洁、消毒等知识和技能。

4.3　教育与培训

4.3.1　病区医院感染管理小组应定期组织本病区医务人员学习医院感染管理相关知识，并做好考核。

4.3.2　病区医院感染管理小组应定期考核保洁员的医院感染管理相关知识，如清洁与消毒、手卫生、个人防护等，并根据其知识掌握情况开展相应的培训与指导。

4.3.3　病区医院感染管理小组应对患者、陪护及其他相关人员进行医院感染管理相关知识如手卫生、隔离等的宣传及教育。

5　布局与设施

5.1　病区内病房（室）、治疗室等各功能区域内的房间应布局合理，洁污分区明确。

5.2　收治传染病患者的医院应具备隔离条件，独立设区，病房内通风良好。

5.3　设施、设备应符合医院感染防控要求，应设有适于隔离的房间和符合 WS/T 313 要求的手卫生设施。

5.4　治疗室等诊疗区域内应分区明确，洁污分开，配备手卫生设施；应保持清洁干燥，通风良好。没有与室外直接通风条件的房间应配置空气净化装置。

5.5　新建、改建病房（室）宜设置独立卫生间，多人房间的床间距应大于0.8 m，床单元之间可设置隔帘，病室床位数单排不应超过3床；双排不应超过6床。

6　医院感染监测与报告

6.1　医院感染病例监测

6.1.1　病区医务人员应按照医院要求配合医院感染管理部门开展医院感染及其相关监测，包括医院感染病例监测、医院感染的目标性监测、医院感染暴发监测、多重耐药菌感染的监测等，监测方法应遵循 WS/T 312 的要求。

6.1.2　病区医务人员应按照医院要求报告医院感染病例，对监测发现的感染危险因素进行分析，并及时采取有效控制措施。

6.1.3　病区医务人员应根据本病区医院感染防控主要特点开展针对性风险因素监测。怀疑医院感染暴发时，应及时报告医院感染管理部门，并配合调查，认真落实感染控制措施。

6.1.4 如发现传染病疫情或者发现其他传染病暴发、流行以及突发原因不明的传染病时，应当遵循疫情报告属地管理原则，按照国务院或者卫生计生行政部门规定的内容、程序、方式和时限报告。

6.2 消毒相关监测

6.2.1 应根据病区采用的消毒方法，按照 WS/T 367 要求开展相应监测。使用不稳定消毒剂如含氯消毒剂、过氧乙酸等时，应现配现用，并在每次配制后进行浓度监测，符合要求后方可使用。

6.2.2 采用紫外线灯进行物体表面及空气消毒时，应按照 WS/T 367 的要求，监测紫外线灯辐照强度。

6.2.3 怀疑医院感染暴发与空气、物体表面、医务人员手、消毒剂等污染有关时，应对空气、物体表面、医务人员手、消毒剂等进行监测，并针对目标微生物进行检测。

7 医院感染预防与控制

7.1 标准预防措施

7.1.1 进行有可能接触患者血液、体液的诊疗、护理、清洁等工作时应戴清洁手套，操作完毕，脱去手套后立即洗手或进行卫生手消毒。

7.1.2 在诊疗、护理操作过程中，有可能发生血液、体液飞溅到面部时，应戴医用外科口罩、防护眼镜或防护面罩；有可能发生血液、体液大面积飞溅或污染身体时，应穿戴具有防渗透性能的隔离衣或者围裙。

7.1.3 在进行侵袭性诊疗、护理操作过程中，如在置入导管、经椎管穿刺等时，应戴医用外科口罩等医用防护用品，并保证光线充足。

7.1.4 使用后针头不应回套针帽，确需回帽应单手操作或使用器械辅助；不应用手直接接触污染的针头、刀片等锐器。废弃的锐器应直接放入耐刺、防渗漏的专用锐器盒中；重复使用的锐器，应放在防刺的容器内密闭运输和处理。

7.1.5 接触患者黏膜或破损的皮肤时应戴无菌手套。

7.1.6 应密封运送被血液、体液、分泌物、排泄物污染的被服。

7.1.7 有呼吸道症状（如咳嗽、鼻塞、流涕等）的患者、探视者、医务人员等应采取呼吸道卫生（咳嗽礼仪）相关感染控制措施。

7.2 手卫生

7.2.1 应配备符合 WS/T 313 要求的设施，包括洗手池、清洁剂、干手设施如干手纸巾、速干手消毒剂等，设施位置应方便医务人员、患者和陪护人员使用；应有醒目、正确的手卫生标识，包括洗手流程图或洗手图示等。

7.2.2 清洁剂、速干手消毒剂宜为一次性包装。

7.2.3　应有医务人员手卫生正确性和依从性的自查和监督检查，发现问题，及时改进。

7.3　清洁与消毒

7.3.1　应保持病区内环境整洁、干燥，无卫生死角。

7.3.2　应按照《消毒管理办法》，执行医疗器械、器具的消毒工作技术规范，所使用物品应达到以下要求：

a）进入人体无菌组织、器官、腔隙，或接触人体破损皮肤、破损黏膜、组织的诊疗器械、器具和物品应进行灭菌；

b）接触完整皮肤、完整黏膜的诊疗器械、器具和物品应进行消毒；

c）各种用于注射、穿刺、采血等有创操作的医疗器具应一用一灭菌；

d）使用的消毒药械、一次性医疗器械和器具应符合国家有关规定；

e）一次性使用的医疗器械、器具应一次性使用。

7.3.3　诊疗用品的清洁与消毒

7.3.3.1　重复使用的器械、器具和物品如弯盘、治疗碗等，应遵循 WS 310.1～310.3 的规定进行清洗、消毒或灭菌；接触完整皮肤的医疗器械、器具及物品如听诊器、监护仪导联、血压计袖带等应保持清洁，被污染时应及时清洁与消毒。

7.3.3.2　湿化水、湿化瓶、呼吸机管路、呼吸机等的清洁、消毒与更换，应遵循有关标准的规定。

7.3.3.3　治疗车上物品应摆放有序，上层放置清洁与无菌物品，下层放置使用后物品；治疗车应配备速干手消毒剂，每天进行清洁与消毒，遇污染随时进行清洁与消毒。

7.3.4　患者生活卫生用品的清洁与消毒

7.3.4.1　生活卫生用品如毛巾、面盆、痰盂（杯）、便器、餐饮具等，应保持清洁，个人专用，定期消毒；患者出院、转院或死亡后应对其使用过的生活卫生用品应进行终末消毒。

7.3.4.2　有条件的病区污物间可配置便器清洗消毒器。

7.3.4.3　对传染病患者及其用物应按传染病管理的有关规定，采取相应的消毒、隔离和管理措施。

7.3.5　床单元的清洁与消毒

7.3.5.1　应进行定期清洁和（或）消毒，遇污染应及时清洁与消毒；患者出院时应进行终末消毒。

7.3.5.2　床单、被套、枕套等直接接触患者的床上用品，应一人一更换；患者住院时间超过 1 周时，应每周更换；被污染时应及时更换。更换后的用品应及时清洗与消毒。

7.3.5.3 被芯、枕芯、褥子、病床隔帘、床垫等间接接触患者的床上用品，应定期清洗与消毒；被污染时应及时更换、清洗与消毒。

7.3.5.4 甲类及按甲类管理的乙类传染病患者、不明原因病原体感染的患者，使用后的床上用品及患者尸体等应按照 GB 19193 相关要求处理。

7.3.5.5 消毒方法应合法、有效，其使用方法与注意事项等应遵循产品的使用说明。

7.3.6 物体表面、地面的清洁与消毒

7.3.6.1 物体表面（包括监护仪器、设备等的表面）应每天湿式清洁，保持清洁、干燥；遇污染时应及时清洁与消毒。

7.3.6.2 擦拭物体表面的布巾，不同患者之间和洁污区域之间应更换，擦拭地面的地巾不同病房及区域之间应更换，用后集中清洗、消毒，干燥保存。

7.3.7 应保持通风良好，发生呼吸道传染病（麻疹除外）时应进行空气消毒，消毒方法应遵循 WS/T 368 的相关要求。

7.4 隔离

7.4.1 隔离措施应遵循 WS/T 311 的要求。

7.4.2 应根据疾病传播途径的不同，采取接触隔离、飞沫隔离或空气隔离措施，标识正确、醒目。

7.4.3 隔离的确诊或疑似传染病患者或隔离的非传染病感染患者，除确诊为同种病原体感染之外，应安置在单人隔离房间。

7.4.4 隔离患者的物品应专人专用，定期清洁与消毒，患者出院或转院、死亡后应进行终末消毒。

7.4.5 接触隔离患者的工作人员，应按照隔离要求，穿戴相应的隔离防护用品，如穿隔离衣、戴医用外科口罩和手套等，并进行手卫生。

7.5 呼吸机相关性肺炎、导管相关血流感染、导尿管相关泌尿道感染、手术部位感染、多重耐药菌感染等的预防与控制应遵循有关标准的规定。

7.6 抗菌药物的使用管理

7.6.1 应遵照《抗菌药物临床应用管理办法》进行抗菌药物使用的管理。

7.6.2 应对感染患者及时采集标本送检，并参考临床微生物标本检测结果，结合患者的临床表现等，合理选用抗菌药物。

7.6.3 应对抗菌药物临床应用实行分级管理。

7.6.4 使用特殊使用级抗菌药物应掌握用药指征，经抗菌药物管理工作组指定的专业技术人员会诊后，由具有相应处方权的医师开具处方。

7.6.5 手术预防使用抗菌药物时间应控制在术前 30 min ~ 2 h（剖宫产手术除外），抗菌药物品种选择和使用疗程应合理。

7.7　消毒物品与无菌物品的管理

7.7.1　应根据药品说明书的要求配置药液，现用现配。

7.7.2　抽出的药液和配制好的静脉输注用无菌液体，放置时间不应超过 2 h；启封抽吸的各种溶剂不应超过 24 h。

7.7.3　无菌棉球、纱布的灭菌包装一经打开，使用时间不应超过 24 h；干罐储存无菌持物钳使用时间不应超过 4 h。

7.7.4　碘伏、复合碘消毒剂、季铵盐类、氯己定类、碘酊、醇类皮肤消毒剂应注明开瓶日期或失效日期，开瓶后的有效期应遵循厂家的使用说明，无明确规定使用期限的应根据使用频次、环境温湿度等因素确定使用期限，确保微生物污染指标低于 100 CFU/mL。连续使用最长不应超过 7 d；对于性能不稳定的消毒剂如含氯消毒剂，配制后使用时间不应超过 24 h。

7.7.5　盛放消毒剂进行消毒与灭菌的容器，应达到相应的消毒与灭菌水平。

7.8　一次性医疗器械的管理

7.8.1　一次性医疗器械应一次性使用。

7.8.2　一次性医疗器械应由医院统一购置，妥善保管，正确使用。

7.8.3　使用前应检查包装的完好性，有无污损，并在有效期内使用。

7.8.4　使用过程中密切观察患者反应，如发生异常，应立即停止使用，做好留样与登记，并及时按照医院要求报告；同批未用过的物品应封存备查。

7.8.5　用后的一次性医疗器械的处理，应按 7.9 中要求管理。

7.9　医疗废物及污水的管理

7.9.1　应做好医疗废物的分类。

7.9.2　医疗废物的管理应遵循《医疗废物管理条例》及其配套文件的要求，正确分类与收集。感染性医疗废物置黄色废物袋内，锐器置于锐器盒内。

7.9.3　少量的药物性废物可放入感染性废物袋内，但应在标签上注明。

7.9.4　医疗废物容器应符合要求，不遗洒；标识明显、正确，医疗废物不应超过包装物或容器容量的3/4。应使用有效的封口方式，封闭包装物或者容器的封口。

7.9.5　隔离的（疑似）传染病患者或隔离的非传染病感染患者产生的医疗废物应使用双层包装物包装，并及时密封。

7.9.6　不应取出放入包装物或者容器内的医疗废物。

7.9.7　应有具体措施防止医疗废物的流失、泄漏、扩散，一旦发生前述情形时，应按照本单位的规定及时采取紧急处理措施。

7.9.8　具有污水消毒处理设施并达标排放的医疗机构，患者的引流液、体液、排泄物等，可直接排入污水处理系统；无污水消毒处理设施或不能达标排放的，应按照国家规定进行消毒，达到国家规定的排放标准后方可排入污水处理系统。

7.9.9　应与医院内转运人员做好交接登记并双签字，记录应保存3年。

8　职业防护

8.1　医务人员

8.1.1　应遵循标准预防的原则，在工作中执行标准预防的具体措施。

8.1.2　存在职业暴露风险者，如无免疫史并有相关疫苗可供使用，宜接种相关疫苗。

8.1.3　发生职业暴露后，应及时进行局部处理，并按照要求和流程进行报告。

8.1.4　发生职业暴露后，应根据现有信息评估被传染的风险，现有信息包括源患者的液体类型（例如血液，可见体液，其他潜在的传染性液体或组织和浓缩的病毒）和职业暴露类型（即经皮伤害、经黏膜或破损皮肤和叮咬）。

8.1.5　对于乙型肝炎病毒职业暴露者，应通过乙肝疫苗接种史和接种效果对职业暴露者评估乙肝病毒感染的免疫状况，并针对性采取相应预防措施。

8.1.6　职业暴露后应追踪检测相关指标。

8.1.7　具体评估、处理、预防及检测流程应遵循GBZ/T 213及《医务人员艾滋病病毒职业暴露防护工作指导原则》。

8.2　其他工作人员

其他工作人员的职业防护参照医务人员职业防护执行。

参考文献

［1］么莉．护理敏感质量指标实用手册．北京：人民卫生出版社，2016.
［2］钟华荪，李柳英，谢红珍，等．静脉输液治疗护理学．3 版．北京：人民军医出版社，2014.
［3］陈孝平．外科学 . 6 版．北京：人民卫生出版社，2013.
［4］吴玉芬．静脉输液治疗学．北京：人民卫生出版社，2012.
［5］李小寒．基础护理学 . 6 版．北京：人民卫生出版社，2012.
［6］临床护理实践指南．北京：人民军医出版社，2011.
［7］王建荣，呼滨，蔡虻，等．输液治疗护理实践指南与实施细则．北京：人民军医出版社，2009.
［8］花芸，刘新文，张华，等．儿科护理操作规程及要点解析．武汉：武汉大学出版社，2013.
［9］乔爱珍．外周中心静脉导管技术与管理．北京：人民军医出版社 . 2010.
［10］宋葆云．临床护理技术操作规范．郑州：河南科学技术出版社，2015.
［11］冯玉荣，宋葆云．临床护理技术操作规范．郑州：河南科学技术出版社，2011.